Título original: *De la maladie de Parkinson* (1880)
Autor: **L. Denombré**

Edición bilingüe, julio 2013.
Traducción al español del original en francés

Autores: **Rafael González Maldonado**
 Rafael González Redondo

ISBN 13: 9788461655649
ISBN 10: 8461655648

Fondo de portada: Creative Common,
www.flickr.com/photos/ka2rina

Impresión: Amazon.com (CreateSpace)

De la maladie de Parkinson

Dr. L. Denombré

Paris, 1880

———

De la enfermedad de Parkinson

Edición bilingüe, julio 2013

(Traducción al español del original en francés)

Rafael González Maldonado

Rafael González Redondo

In memoriam

Dr. Rafael González Rodríguez

A nuestro padre y abuelo,
el gran médico de cabecera
que nos enseñó a escuchar al paciente

Rafael González Maldonado
Rafael González Redondo

INTRODUCCIÓN A ESTA EDICIÓN BILINGÜE

Por casualidad descubrimos esta pequeña joya: el Dr. L. Denombré, alumno de Charcot, publicó en 1880 el primer libro en que, con justicia, se relaciona el apellido de James Parkinson con la enfermedad que describió magistralmente en 1817 (*An essay on the shaking palsy*).

"De la maladie de Parkinson" es el extraño libro del Dr. Denombré, él mismo no menos enigmático. No hemos encontrado ninguna alusión al autor. Nadie parece saber de él y los buscadores de Internet no dan con su nombre: Denombré suena a "enumerado", número sin nombre, casi anónimo.

Y el libro merece la pena. La falta de medios de la época se compensa con la observación atenta, con la anamnesis rigurosa y con una extraordinaria capacidad de reflexión salpicada de intuiciones geniales, más o menos creíbles.

¿Existe el Parkinson psicógeno? ¿Pueden el sufrimiento y el estrés provocar el temblor y la rigidez. Hay respuestas en el libro del Dr. Denombré: el burgués aterrado por las bombas, la mujer que creyó muerto a su marido, el padre que presenció cómo mataban a su hijo. Todo detallado.

¿Existe el Parkinson de origen periférico? El parkinsoniano del Dr. Denombré atribuye su dolencia al traumatismo y enfriamientos repetidos de su brazo derecho. Y su único defecto era "no saber expresar cólera o rabia", no encontraba salida a sus emociones. Se investiga ahora lo que este médico francés dijo en 1880.

Y así, muchas otras "perlas" y conjeturas. Disfrútenlo.

De la maladie de Parkinson

Dr. L. Denombré   (Paris, 1880)

———

De la enfermedad de Parkinson

Edición bilingüe (francés – español)

DE LA

MALADIE DE PARKINSON

PAR

Le Docteur L. DENOMBRÉ

DE LA FACULTÉ DE PARIS

Pharmacien de 1re classe
Ancien interne des hôpitaux de Paris
Lauréat des hôpitaux de la même ville (Concours de 1863-64, 1866-67)
Médaille de bronze de l'Assistance publique

PARIS

ALPHONSE DERENNE

52, Boulevard Saint-Michel, 52

1880

DE LA

ENFERMEDAD DE PARKINSON

POR

El Doctor. L. DENOMBRÉ

DE LA FACULTAD DE PARIS

Farmacéutico de 1ª clase
Antiguo interno de los hospitales de París
Laureado de hospitales de la misma ciudad (Concursos 1863-64, 1866-67)
Medalla de bronce de la Asistencia pública

+

PARIS

ALFONSO DERENNE

52, Boulevard Saint-Michel, 52

1880

A LA MÉMOIRE

DE MA MÈRE

DE MON PÈRE

DE MA SOEUR AINÉE

Regrets éternels !

A MA CHÈRE FEMME

A MA SOEUR BIEN AIMÉE

A MON BEAU-FRÈRE

A MES BEAUX PARENTS

A LA MEMORIA

DE MI MADRE

DE MI PADRE

DE MI HERMANA PRIMOGÉNITA

¡Lamentos eternos!

A MI QUERIDA MUJER

A MI MUY AMADA HERMANA

A MI CUÑADO

A MIS SUEGROS

A MON PRÉSIDENT DE THÈSE

M. LE PROFESSEUR PETER

Médecin des hôpitaux
Membre de l'Académie de Médecine
Chevalier de la Légion d'honneur

A MES AUTRES MAITRES DANS LES HOPITAUX

A MI DIRECTOR DE TESIS

SR. PROFESOR PETER

Médico de los hospitales

Miembro de la Academia de Medicina

Caballero de la Legión de honor

A MIS OTROS MAESTROS EN LOS HOSPITALES

MALADIE DE PARKINSON

INTRODUCTION.

La direction de nos études nous ayant permis de faire avec soin et d'une manière complète l'analyse chimique de l'urine dans un certain nombre de cas de paralysie agitante, notre attention s'est trouvée fixée sur cette intéressante affection et nous avons cru pouvoir lui consacrer ce travail. Bien que de nombreux travaux et notamment ceux de MM. *Vulpian* et *Charcot*, aient été consacrés à la maladie de Parkinson, son histoire présente encore de nombreuses lacunes surtout au point de vue de la chimie biologique et de l'analyse graphique des troubles de la motilité qui en constituent un des principaux éléments. Sans prétendre la combler, nous avons cherché à les amoindrir. Qu'il nous soit permis de remercier ici *M. Chambard*, directeur du laboratoire de la Faculté à l'Asile Sainte-Anne, qui nous a communiqué l'observation qui accompagne notre travail et nous a fait part de quelques-unes de ses recherches de myographie pathologique.

DE LA

ENFERMEDAD DE PARKINSON

-

INTRODUCCIÓN

La organización de nuestros estudios nos había permitido hacer, con cuidado y de manera completa, análisis químico de orina en cierto número de casos de parálisis agitante, por lo que nuestra atención quedó fijada sobre esa interesante afección y hemos considerado poder dedicarle este trabajo. Aunque numerosos ensayos, y de modo destacado los de los Sres. *Vulpian* y *Charcot*, se hayan ocupado de la enfermedad de Parkinson, su historia presenta aún numerosas lagunas, sobre todo desde el punto de vista de la química biológica y del análisis gráfico de los trastornos de la movilidad que constituyen uno de sus principales elementos. Sin pretender enmendarla, hemos buscado aminorarlas. Séanos permitido agradecer aquí al Sr. *Chambard*, director del laboratorio de la Facultad en el Asilo de Santa Ana, que nos ha comunicado la observación que acompaña a nuestro trabajo y nos ha hecho partícipes de algunas de sus investigaciones de miografía patológica.

———

CHAPITRE PREMIER

Si le tremblement qui est l'un des symptômes les plus visibles des affections du système nerveux est connu depuis les temps les plus reculés de l'histoire de la médecine, ce n'est que depuis peu d'années que les différentes espèces symptomatiques ont été distinguées les unes des autres et rattachées à un certain nombre d'affections organiques ou essentielles du système nerveux. Parmi ces espèces, deux de celles qui se sont individualisées le plus tard sont la sclérose en plaques et la paralysie agitante.

L'on pourrait s'étonner à bon droit, qu'un tremblement aussi caractéristique que celui de la maladie qui nous occupe ait été si longtemps confondu avec d'autres tremblements dont les allures et la marche sont absolument différentes et cela par des cliniciens aussi sagaces et aussi consciencieux que les médecins de l'ancienne École d'observation. Comment une maladie aussi fréquente et aussi spécifique a-t-elle pu leur échapper? Une des plus graves infirmités de l'esprit humain est de passer sans les voir à côté de faits qu'une circonstance le plus souvent fortuite n'a pas signalés à son attention. « On ne voit bien, dit « M. le professeur *Ranvier*, que ce que l'on connaît « déjà. Quant aux faits que l'on ne connaît pas et que « l'on ne soupçonne pas, fussent-ils très visibles, très

CAPÍTULO PRIMERO

HISTORIA

Aunque el temblor, que es uno de los síntomas más visibles de las afecciones del sistema nervioso, se conoce desde los tiempos más remotos de la historia de la medicina, las diferentes especies sintomáticas sólo desde hace pocos años se han distinguido unas de otras y se han relacionado con cierto número de afecciones orgánicas o esenciales del sistema nervioso. Entre estas especies, dos de las que se han individualizado más tarde son la esclerosis en placas y la parálisis agitante.

Podría uno asombrarse, con razón, de que un temblor tan característico como el de la enfermedad que nos ocupa se haya confundido durante tanto tiempo con otros temblores en los que el aspecto y la marcha son absolutamente diferentes, y que eso sea así con clínicos tan sagaces y tan concienzudos como los médicos de la antigua Escuela de observación. ¿Cómo ha podido escapárseles una enfermedad tan frecuente y tan específica? Una de las más graves enfermedades del espíritu humano es pasar sin verlos junto a hechos que una circunstancia habitualmente fortuita no les ha llamado su atención. "No se ve bien, dice el Sr. Profesor *Ranvier*, más que lo que ya se conoce. En cuanto a los hechos que no se conocían y que no se sospechaban, siendo muy visibles, muy

« distincts, on ne les aperçoit généralement pas... Pour
« voir les choses, non pas telles que nous avons appris à
« les voir mais telles qu'elles sont en réalité, il faut une
« qualité toute particulière : l'esprit d'observation (1). »

Sans nous imposer la tâche vaine et fastidieuse de rechercher dars les auteurs anciens la trace de la paralysie
agitante et sans nous demander si certains cas de l'affection décrite par *Sauvages* (2) et par *Sagar* (3), surtout sous
le nom déjà employé par *Galien* de Scelotyrbe festinans, ne
peuvent pas être rattachés à la paralysie agitante, nous
ferons remonter l'histoire de cette affection au mémoire de
Parkinson (4) paru à Londres en 1817. Cet auteur est
en effet le premier qui semble avoir dégagé l'affection qu'il
décrit en quelques pages claires et concises, du chaos alors
si confus des ataxies musculaires, qui lui ait donné une
individualité propre et qui lui ait assigné un nom. Aussi
proposerons-nous, avec M. *Charcot*, d'abandonner la dénomination de paralysie agitante qui est vague et même fausse
pour donner à l'affection qui fait l'objet de notre travail,
le nom de maladie de *Parkinson* qui aura le double avan-
tage, et de ne rien préjuger, et de consacrer la mémoire de
son premier historien.

Quel que fût l'intérêt du travail de *Parkinson*, il ne
paraît pas avoir beaucoup ému la curiosité des savants an-
glais et étrangers, et de sa publication date une longue

---

1. *Ranvier*. Leçon sur l'Histologie du système nerveux recueillie
par le Dr *Weber* 1878.
2. *Sauvages*, Nosol. Method. Classe IV, XXI-2.
3. *Sagar*. Système morb. Symptom. Cl. VII, ord. 4, XII.
4. *Parkinson*. Essay of the Shaking Palsy. London, 1817.

distintos, no se les percibía por lo general... Para ver las cosas, no tal como hemos aprendido a verlas sino como son en realidad, hace falta una cualidad muy particular: el espíritu de observación" (1).

Sin imponernos la tarea vana y fastidiosas de rebuscar en los autores antiguos la huella de la parálisis agitante y sin preguntarnos si algunos casos de la afección descrita por *Sauvages* (2) y por *Sagar* (3), sobre todo bajo el nombre ya empleado por *Galeno* de Scelotyrbe festinans, no podrían relacionarse con la parálisis agitante, nosotros haremos remontar la historia de esta afección al ensayo de *Parkinson* (4), aparecido en Londres en 1817. Este autor es en efecto el primero que parece haber separado la afección que él describe en unas páginas claras y concisas del caos, por entonces tan confuso, de las ataxias musculares, el que le ha dado su propia individualidad y el que le ha asignado un nombre. Así, proponemos, al igual que el Sr. *Charcot*, abandonar la denominación de parálisis agitante que es imprecisa e incluso falsa, para dar a la afección objeto de nuestro trabajo el nombre de enfermedad de *Parkinson* que tendrá una doble ventaja: no prejuzgar nada, y consagrar la memoria de su primer cronista.

Sea cual sea el interés del trabajo de Parkinson, no parece haber estimulado mucho la curiosidad de los sabios ingleses y extranjeros, y desde su publicación ha transcurrido un largo

1. *Ranvier*. Lecciones sobre la Histología del sistema nervioso recopiladas por el Dr. *Weber* 1878.
2. *Sauvages*. Nosol. Method. Classe IV, XXI-2.
3. *Sagar*. Système morb. Symptom. Cl. VII, ord. 4, XII.
4. *Parkinson*. Ensayo sobre la parálisis agitante, Londres, 1817.

période qui s'est étendue jusque vers 1860, dans laquelle la maladie de Parkinson a été peu étudiée et n'a été qu'à peine distinguée de certaines formes de chorée et du tremblement sénile. Quant à la scléиose en plaques, elle ne devait naître que plus tard. Nous devons cependant signaler un certain nombre d'observations éparses dans différents recueils dues à *Toulmouche* (1), *Elliottson* (2), *Marshall Hall* (3), *Stokes* (4), *Graves* (5), *Todd* (6), l'article assez complet inséré par *Romberg* (7) dans son manuel classique des maladies du système nerveux et suivi bientôt de quelques observations cliniques nouvelles (7 bis), l'article plus court de *Hasse* (8), le mémoire d'*Oppolzer* (9) qui publia la première autopsie détaillée et les recherches de *Canstatt* (10), *Basedow* (11), *Blasius* (12) et *Cohn* (13), qui eurent

1. *Toulmouche*. Mémoires de l'Académie de médecine, 1833.

2. *Elliottson*. Princip. and pract. of. medicine. — 1839.

3. *Marshall Hall*. On the diseases and Derang, of the Nervouss System 1841.

4. *Stokes*. Clinical lectures.

5. *Graves*. A system of clinical medicine. Dublin 1843.

6. *Todd*. Cyclopœdia of clinical medicine. Art. : Paralysie.

7. *Romberg* Lehrbuch der nervenkrankheiten. Berlin 1851.

7 bis. *Romberg*. Clinische Ergebnisо 1846, Walruchurnugeu 1851.

8. *Hasse*. Virchow. Archiv. id. IV.

9. *Oppolzer*. Wiener medicinische wochenschrift, 1861, n° 36 à 38.

10. *Canstatt*. Correspondenz blatt. Bayer Ærzte 1842.

11. *Basedow*. Casper's wochenschrift, 1851.

12. *Blasius*. Stabilitæts neurosen. Arch. für physiol. Heilk., 1851.

13. *Germain Sée*. De la chorée et des affections nerveuses en général. Mémoire de l'Académie de médecine, 1851.

periodo que se ha extendido hasta aproximadamente 1860, en el que la enfermedad de Parkinson ha sido poco estudiada, y que apenas se ha diferenciado de ciertas formas de corea y de temblor senil. En cuanto a la esclerosis en placas, no iba a conocerse hasta más tarde. Sin embargo, debemos señalar cierto número de observaciones esparcidas en diferentes recopilaciones debidas a *Toulmouche* (1), *Eliottson* (2), *Marshall Hall* (3), *Stokes* (4), *Graves* (5), *Todd* (6), el artículo bastante completo insertado por *Romberg* (7) en su clásico manual de las enfermedades del sistema nervioso y pronto seguido de algunas nuevas observaciones clínicas (7 bis), el artículo más corto de Hasse (8), las memorias de *Oppolzer* (9) que publicó la primara autopsia detallada y las investigaciones de *Canstatt* (19), *Basedow* (11), *Blasius* (12) y *Cohu* (13) que tuvieran

1. *Toulmouche*. Memorias de la Academia de medicina, 1833.
2. *Eliottson*. Principios y prácitca de medicina. –1839.
3. *Marshall Hall*. Sobre las enfermedades y trastornos del Sistema Nervioso 1841.
4. *Stokes*. Conferencias clínicas.
5. *Graves*. Un sistema de medicina clínica. Dublín 1843.
6. *Todd*. Enciclopedia de medicina clinica. Art.: Parálisis.
7. *Romberg*. Curso de las enfermedades nerviosas. Berlin 1851.
7bis. *Romberg*. Datos clínicos 1846, Watruchurnugeu 1851.
8. *Hasse*.Virchow. Archiv. Id. IV.
9. *Oppolzer*. Wiener medicinische wochenschrift, 1861, n° 36 a 38.
10. *Canstatt*. Correspondenz blatt. Bayer AErzle 1812.
11. *Basedow*.- Casper's wochensrift, 1851.
12. *Blasius*. Neurosis rígidas. Archiv. de fisiol. Heil., 1851.
13. *Germain Sée*. De la corea y de las afecciones nerviosas en general. Memoria de la Academia de medicina, 1851.

pour objet l'étude symptomatologique et anatomo-patholo-
gique de la paralysie agitante.

Dans son remarquable mémoire sur la chorée et les
affections nerveuses en général, M. Germain Sée (1)
décrit d'une manière succincte la maladie de *Parkinson* et
s'attache à la séparer des chorées tout en lui reconnaissant une
origine rhumatismale et de certaines analogies avec l'agitation choréique. La paralysie agitante, dit-il, affecte surtout
les membres inférieurs. « Cette circonstance jointe à la
« faiblesse qui l'accompagne au début, aux alternances de
« l'agitation, tantôt dans un membre, tantôt dans un
« autre, à la lenteur et à la gravité de la maladie contri-
« buèrent chacune pour leur part, à conserver cette entité
« morbide qui se distingue de la chorée vulgaire par les
« signes indiqués, du tremblement par l'étendue de ses
« contractions et de la chorée rythmique par les modifications
« qu'elle subit sous l'influence de la volonté. »

C'est à cette période qu'appartient la leçon de *Trousseau* professée en 1857 et reproduite avec quelques déve-
loppements dans la clinique médicale de l'Hôtel-Dieu (2).
Le brillant professeur établit un parallèle imagé entre le
tremblement sénile de la sclérose en plaques, et la paralysie
agitante dont il fait une forme bizarre de chorée comparable
dans certains de ses éléments à une névrose entrevue par
lui qu'il désigne du nom de perte d'irritabilité musculaire
et voisine de la chorée festineuse à laquelle elle peut succé-

1. *Cohn.* — Ein beitrag sur lehre der paral. agitans. Wiener
méd. 1860.

2. *Trousseau.* Leçons cliniques de 1859. Clinique de l'Hôtel-Dieu.
Edition *Peter.* t. II, 1873.

por objeto el estudio sintomático y anatomo-patológico de la parálisis agitante.

En su destacada memoria sobre la corea y las afecciones nerviosas en general, el Sr. Germain Sée (1) describe de una manera sucinta la enfermedad de *Parkinson* y se dedica a separarla de las coreas, reconociéndole un origen reumático y algunas analogías con la agitación coreica. La parálisis agitante, dice, afecta sobre todo a los miembros inferiores. "Esta circunstancia unida a la debilidad que la acompaña al comienzo, a las variaciones de la agitación, ora de un miembro, ora del otro, a la lentitud e a la gravedad de la enfermedad, contribuyen, cada una por su parte, a conservar esta entidad morbosa que se distingue de la corea vulgar por los signos indicados, del temblor por lo extenso de sus contracciones, y de la corea rítmica por las modificaciones que experimenta bajo la influencia de la voluntad".

A este periodo pertenece la lección de *Trousseau* impartida en 1857 y reproducida con algunas variaciones en la clínica médica del Hotel Dieu (2). El brillante profesor establece una imagen paralela entre el temblor senil de la esclerosis en placas y la parálisis agitante a la que considera una forma extraña de corea comparable en algunos de sus elementos a una neurosis vislumbrada por él que designa con el nombre de pérdida de irritabilidad muscular y próxima a la corea festinosa a continuación de la cual puede sobrevenir.

1. *Cohn.-* Ein beitrag sur lehre der paral. agitans. Wiener méd. 1860.
2. *Trousseau.* Lecciones clínicas de 1859. Clínica del Hotel-Dios. Edición *Peter.* t.II, 1873

der. On voit que *Trousseau* ne dégage pas nettement la maladie de *Parkinson* du groupe complexe encore de nos jours de la chorée, mais s'il ne paraît pas avoir été suffisamment frappé de la spécificité de cette affection, il eut du moins le mérite d'en donner une description saisissante et d'insister sur la conservation et sur l'épuisement rapide de la force musculaire qui constitue un de ses principaux caractères.

C'est vers 1860 que commence une période nouvelle pour l'histoire de la paralysie agitante. C'est aux recherches de MM. *Vulpian* et *Charcot* (1) que l'on doit une séparation nette et définitive entre cette affection et la sclérose en plaques et les idées de deux médecins de la Salpêtrière furent peu de temps après exposées et développées dans une bonne thèse par M. *Ordenstein* (2). Depuis cette époque, la maladie de *Parkinson* fut définitivement considérée comme une individualité morbide et décrite comme telle dans la plupart des traités classiques et notamment dans les livres de MM. Grisolle (3), Jaccoud (4), Grasset (5), et dans l'encyclopédie de *Reynolds* (6). — Parmi les travaux divers qui contribuèrent à jeter sur elle quelque lumière, nous cite-

1. *Vulpian* et *Charcot. Gazette Hebdomadaire* 1861. *Hillairet* observations consignées dans le mémoire de MM. *Vulpian* et *Charcot.*

2. *Ordenstein.* De la paralysie agitante et de la sclérose en plaques généralisées. Th. de Paris 1868.

3. *Grisolle.* Traité élémentaire de pathologie interne.

4. *Jaccoud.* Pathologie interne, 1872.

5. *Grasset.* Leçons sur les maladies du système nerveux, 1879.

6. *Regnolds.* A system of medicine. Article paralysie agitante par *Sanders.*

Se ve que *Trousseau* no separa claramente la enfermedad de Parkinson del grupo complejo, aún a día de hoy,
de la corea, pero si no parece haberse impresionado sufí-
cientemente por la especificidad de esta afección, tuvo al
menos el mérito de dar una descripción de ella sorpren-
dente y de insistir en la conservación y en el agotamiento
rápido de la fuerza muscular que constituye una de sus
principales características.

Hacia 1860 es cuando comienza un periodo nuevo para
la historia de la parálisis agitante. A las investigaciones de
los Sres. *Vulpian* y *Charcot* (1) debemos una separación
clara y definitiva entre esta afección y la esclerosis en
placas, y poco después las ideas de estos dos médicos de
la Salpêtrière fueron expuestas y desarrolladas en una
buena tesis por el Sr. *Ordenstein* (2). Desde esta época, la
enfermedad de *Parkinson* fue definitivamente conside-
rada una individualidad mórbida y descrita como tal por la
mayoría de tratados clásicos y de modo particular en los
libros de los Sres. *Grisolle* (3), *Jaccoud* (4), *Grasset* (5), y en
la enciclopedia de *Reynolds* (6). – Entre los diversos trabajos que contribuyeron a arrojar luz sobre ella, citaremos

1. *Vulpian* y *Charcot*. Gaceta Semanal 1861. Observaciones de
Hillairet consignadas en la memoria de los Sres. *Vulpian* y
Charcot.
2. *Ordenstein*. De la parálisis agitante y de la esclerosis en
placas generalizadas. Th. de Paris 1868.
3. *Grisolle*. Tratado elemental de patología interna.
4. *Jaccoud*. Patología interna, 1872.
5. *Grasset*. Lecciones sobre las enfermedades del sistema
nervioso, 1879.
6. *Reynolds*. Un sistema de medicina. Artículo parálisis agitante
por *Sanders*.

rons la thèse de *Louis de Strasbourg* (1), l'article d'*Axen-feld* (2), plusieurs leçons récentes de M. *Charcot* (3), un chapitre des cliniques de la Charité, publiées par MM. *Vulpian* et *Raymond* (4), un chapitre de la thèse de M. *Fernet* (5) sur le tremblement et un grand nombre d'autres monographies dont nous aurons à parler en leur lieu.

1. *Louis.* Thèse de Strasbourg, 1862.
2. *Axenfeld.* Traité des névroses, 1863.
3. *Charcot.* Traité des maladies du système nerveux, t. I, 1875. Du tremblement dans la maladie de Parkinson. *Progrès médical* 1876.
4. *Vulpian* et *Raymond.* Clinique de la Charité, 1879.
5. *Fernet.* Du tremblement, thèse pour l'agrégation, 1872.

la tesis de *Louis de Strasbourg* (1), el artículo de *Axenfeld* (2), varias lecciones recientes del Sr. *Charcot* (3), un capítulo de las clínicas de Caridad, publicadas por los Sres. *Vulpian* y *Raymond* (4), un capítulo de la tesis del Sr. *Fernet* (5) sobre el temblor y gran número de otras monografías de las que hemos de hablar en su lugar.

1. *Louis*. Tesis de Strasbourg, 1862.
2. *Axenfeld*. Tratado de las neurosis, 1863.
3. *Charcot*. Tratado de las enfermedades del sistema nervioso, t. I, 1875. Del temblor en la enfermedad de Parkinson. *Progrès mèdical* 1876.
4. *Vulpian* y *Raymond*. Clínica de la Caridad, 1879.
5. *Fernet*. Del temblor, tesis para la admisión, 1872.

———

CHAPITRE II

§ 1. — *Période de début.*

Le début de la maladie de Parkinson est tantôt brusque, tantôt graduel et les premiers phénomènes qui attirent l'attention du malade peuvent être du ressort de la motilité ou de la sensibilité.

A. *Début brusque.* — Lorsque l'affection débute brusquement, ce qui est assez rare, elle succède le plus souvent à une violente émotion, à une vive frayeur, à un accès de colère, en un mot à une impression morale, brusque, violente et inattendue.

Dans ce cas le tremblement apparaît d'emblée, plus ou moins étendu, tantôt localisé à un membre, à la main ou même au pouce de l'une des mains, tantôt, au contraire, plus ou moins généralisé. Ce tremblement ordinairement intense au moment de l'émotion qui le fait naître, s'amende rapidement peu après et disparaît même quelquefois, mais il ne tarde pas à se montrer de nouveau sous forme d'accès qui se rapprochent, deviennent de plus en plus intenses et de plus en plus durables, et il finit par devenir permanent.

B. *Début lent.* — Lorsque la maladie de *Parkinson* succède à des causes générales ou traumatiques dont nous aurons plus tard à discuter la valeur, le début est lent et

CAPÍTULO II

SÍNTOMAS Y FORMAS DE LA ENFERMEDAD DE PARKINSON

∫ 1. – *Periodo de inicio*

El comienzo de la enfermedad de Parkinson es o bien brusco, o bien gradual y los primeros fenómenos que llaman la atención del enfermo pueden incumbir a la movilidad o a la sensibilidad.

A. *Comienzo brusco*. – Cuando la afección comienza bruscamente, lo que es bastante raro, sucede a una emoción violenta, a un intenso miedo, a un acceso de cólera, en una palabra a una impresión moral, brusca, violenta e inesperada.

En este caso el temblor aparece de entrada, más o menos extendido, bien localizado en un miembro, en la mano o incluso en el pulgar de una de las manos, o bien, por el contrario, más o menos generalizado. Este temblor ordinariamente intenso en el momento de la emoción que le hizo nacer, se compensa rápidamente poco después e incluso a veces desaparece, pero no tarde en mostrarse de nuevo en forma de accesos que se acumulan, volviéndose cada vez más intensos y de mayor duración, y termina por hacerse permanente.

B. *Comienzo lento*. – Cuando la enfermedad de Parkinson sucede a causas generales o traumáticos cuyo valor habremos de discutir más tarde, el comienzo es lento y

progressif, et c'est là le cas de beaucoup le plus fréquent. C'est alors tantôt par des troubles sensitifs, tantôt par des troubles de la motilité que l'affection se signale.

α. *Début par troubles de la sensibilité générale.* — Ce mode de début, bien qu'exceptionnel doit attirer l'attention et être bien connu, car il peut donner lieu à de nombreuses erreurs de diagnostic. Le malade ressent d'abord des fraîcheurs, des douleurs vagues dans les membres qui seront plus tard en proie au tremblement; ces douleurs, comparables à un sentiment de fatigue deviennent bientôt plus vives, revêtent un caractère rhumatoïde ou névralgique et s'accompagnent quelquefois d'une légère rétraction des orteils (*Ordenstein*). Plus tard le tremblement apparaît avec tous les caractères que nous lui attribuerons dans le cours de ce travail. Ce mode de début a été observé plusieurs fois par M. *Charcot* et par *Romberg* qui l'ont vu succéder à une piqûre, à un traumatisme ou à une violente contusion.

β. *Début par troubles de la motilité.* — Beaucoup plus souvent ce sont les troubles de la motilité et en première ligne le tremblement qui ouvrent la scène. Le malade jusque-là bien portant s'aperçoit d'une certaine maladresse pour saisir les objets fragiles et de petit volume, bientôt il remarque ou on lui signale le tremblement dont son pouce ou sa main toute entière sont affectés, et plus tard le tremblement, en s'étendant lentement et progressivement envahit un nombre de membres plus ou moins considérable.

Le mode d'envahissement peut offrir plusieurs variétés sur lesquelles il importe d'insister en signalant leur fréquence relative.

progresivo, y ése es, con mucho, el caso más frecuente. Es entonces, bien por trastornos sensitivos, o bien por trastornos de movilidad que se distingue la afección.

α. *Comienzo por trastornos de la sensibilidad general*. − Este modo de comienzo, aunque excepcional, debe llamar la atención y ser bien conocido, pues puede dar lugar a numerosos errores de diagnóstico. El enfermo siente primero frialdad, dolores vagos en los miembros que serán luego presa del temblor; estos dolores, comparables a un sentimiento de fatiga, pronto se hacen más vivos, se revisten de un carácter reumatoide o neurálgico y se acompañan a veces de una ligera retracción de los dedos de los pies (*Ordenstein*). Más tarde el temblor aparece con todas las características que le atribuiremos en el curso de este trabajo. Esto modo de inicio ha sido observado varias veces por el Sr. Charcot y por *Romberg* que le han visto a continuación de una picadura, de un traumatismo o de una contusión violenta.

β. *Comienzo por trastornos de la motilidad*. − Mucho más a menudo son los trastornos de motilidad y en primera línea el temblor los que abren la escena. El enfermo, hasta entonces con buen aspecto, observa cierta torpeza para coger objetos frágiles y de pequeño volumen, pronto nota o le señalan el temblor que afecta a su pulgar o a toda la mano, y más tarde el temblor, extendiéndose lenta y progresivamente, invade un número de miembros más o menos considerable.

El modo de invasión puede ofrecer varias modalidades sobre las que conviene insistir destacando su frecuencia relativa.

Le mode le plus connu est le mode monoplégique. Le tremblement se montre d'abord dans le pouce de l'une des mains, de la main droite, par exemple, de là, il s'étend de bas en haut à tout le membre, il gagne ensuite le membre inférieur droit, puis le membre supérieur gauche, puis enfin le membre inférieur du même côté. Telle fut, par exemple, la marche du tremblement chez le nommé F... dont *M. Chambard* nous a communiqué l'observation.

Plus rarement l'envahissement est hémiplégique. Les deux membres d'un côté sont pris d'emblée et restent seuls pris pendant longtemps, mais si l'on suit pendant quelque temps les malades, on finit par voir les membres du côté opposé trembler à leur tour.

Dans la forme croisée, plus rare encore, dont une des malades de la Salpêtrière, dont *Ordenstein* rapporte l'observation, offrait un exemple, ce sont le bras d'un côté et la jambe de l'autre qui sont simultanément affectés.

Enfin, vient en dernière ligne sous le rapport de la fréquence la forme paraplégique dont un cas est également cité par *Ordenstein*.

Le tremblement ne commence presque jamais par la tête et n'envahit même que très rarement l'extrémité céphalique. C'est là un point important sur lequel s'appuie *M. Charcot* pour différencier dans certains cas la maladie de *Parkinson* du tremblement sénile et de la sclérose en plaques.

Le fait peut cependant se rencontrer et nous en trouvons dans les auteurs quelques observations. Un malade de *Westphall* [1] fut atteint à l'âge de trente ans d'un

1. *Westphall*. Zur paralysis agitans. — Charité Annale n. 1877.

El modo más conocido es la forma monopléjica. El temblor se muestra primero en el pulgar de una de las manos, de la mano derecha, por ejemplo, desde allí se extiende de abajo arriba a todo el miembro, alcanza luego el miembro inferior derecho, después el miembro superior izquierdo, finalmente el miembro inferior del mismo lado. Así fue, por ejemplo, el recorrido del temblor en el llamado F... cuya observación nos ha comunicado el Sr. *Chambard*.

Más raramente la invasión es hemipléjica. Los dos miembros de un lado se afectan de entrada y son los únicos que se mantienen afectados durante mucho tiempo, pero si se sigue a los enfermos durante cierto periodo, se acaba por ver los miembros del lado opuesto temblar a su vez.

En la forma cruzada, más rara aún, de la que ofrece un ejemplo uno de los enfermos de la Salpètrière, cuya observación aporta *Ordenstein*, es el brazo de un lado y la pierna del otro los que se afectan simultáneamente.

Finalmente, llega en último lugar en relación a la frecuencia la forma parapléjica de la que un caso es igualmente citado por *Ordenstein*.

El temblor casi nunca comienza por la cabeza y sólo muy raramente afecta la extremidad cefálica. Ese es un punto importante en el que se apoya el *Sr. Charcot* para diferanciar en algunos casos la enfermedad de *Parkinson* del temblor senil y de la esclerosis en placas.

Ese hecho puede sin embargo darse y hemos encontrado en autores algunas observaciones. Un enfermo de *Westfall* (1) fue afectado a la edad de treinta años de un

1. *Westfall*. Zur paralysis agitans. – Charité Annale ii, 1877.

tremblement céphalique qui se propagea bientôt aux membres et revêtit tous les caractères de la paralysie agitante ; un autre observé par le même auteur fut également frappé d'un tremblement caractéristique de la tête et du bras gauche, quelques semaines après une attaque d'apoplexie avec hémiplégie gauche. *Dowse* (1) cite aussi un cas qui semble même plus complet et plus probant que ceux de *Westphall* dans lequel le tremblement avait débuté par la tête, puis gagné les bras et les jambes.

§ 2. — *Période d'état.*

1° *Habitus et attitude des malades.* — Rien n'est caractéristique comme l'aspect d'un malade atteint de paralysie agitante et, dans le cas typique où le tremblement ne fait pas défaut, aucune maladie ne permet un diagnostic plus rapide et plus facile. Le malade est-il assis on est frappé de la raideur de son attitude, de l'absence de tout geste commentant ses paroles lentes et scandées, de l'immobilité de sa face qui, véritable masque inerte, cache ses pensées au lieu de contribuer à leur expression. Le corps porté en avant, les yeux fixés à terre, il garde une immobilité de statue. Veut-il se lever, il hésite, il s'épuise souvent en longs efforts, quelquefois il est impuissant à le faire sans le secours de ceux qui l'assistent, et qui sont alors obligés de le prendre par les deux mains et de l'attirer à eux tout en empêchant ses pieds de glisser sur le sol ; il se lève,

1. *Dowse.* De la paralysie agitante. — Pathol. Society, 15 janvier, et Medical times and Gazette, 2 février 1878.

temblor cefálico que se propagó pronto a los miembros y revestía todas las características de la parálisis agitante; otro observado por el mismo autor fue igualmente impactado por un temblor característico de la cabeza y del brazo izquierdo, algunas semanas después de un ataque de apoplejía con hemiplejia izquierda. *Dowse* (1) cita también un caso que parece incluso más completo y más convincente que los de *Westphall* en el que el temblor había comenzado por la cabeza y después alzó los brazos y las piernas.

∫ 2. – *Periodo de estado*

1º *Hábito y actitud de los enfermos.* – Nada tan característico como el aspecto de un enfermo con parálisis agitante y, el caso típico en que el temblor no está ausente, ninguna enfermedad permite un diagnóstico más rápido y más fácil. Con el enfermo sentado impresiona la rigidez de su actitud, la ausencia de todo gesto al pronunciar sus palabras lentas y escándidas, la inmovilidad de su cara que, verdadera máscara inerte, esconde sus pensamientos en lugar de contribuir a su expresión. El cuerpo echado adelante, los ojos fijos a la tierra, guarda una inmovilidad de estatua. Al querer levantarse, duda, se afana a menudo en largos esfuerzos, a veces es incapaz de hacerlo sin la ayuda de los que le asisten, y que entonces se ven obligados a cogerle de las dos manos y atraerlo hacia ellos mientras impiden que sus pies resbalen sobre el suelo; él se levanta

---

1. *Dowse*. De la paralysie agitante. – Pathol. Society, 15 janvier, et Medical times and Gazette, 2 févriero 1878.

enfin avec raideur, tout d'une pièce, mais il garde son attitude inclinée en avant et s'il essaye de marcher, il court
à petits pas et dès lors, incapable de s'arrêter, il ne peut
modérer la rapidité croissante de sa marche et va souvent
se heurter contre les meubles ou les murs de la pièce qu'il
habite.

Telle est, en quelques mots, la physionomie du malade
atteint de paralysie agitante ; pénétrant maintenant plus
avant dans l'étude de son étrange affection nous allons chercher à en isoler et à en analyser les divers éléments et nous
passerons successivement en revue l'état des forces musculaires, le tremblement, la raideur de l'appareil moteur, les
troubles d'équilibration, de sensibilité et les sécrétions qui
la caractérisent et qui, par leur réunion et leur dépen-
dance mutuelle en font une entité morbide parfaitement
caractérisée.

2° *État de la puissance musculaire. — Parkinson* frappé
de la lenteur et de la faiblesse des actions musculaires dans
la maladie à laquelle on peut à bon droit attacher son nom
l'avait nommée paralysie agitante. On s'aperçut bientôt
que cette paralysie était plus apparente que réelle et *Trousseau* le premier signala cette contradiction entre le nom de
la maladie et l'état de la force musculaire des malades.

Trousseau remarque que lorsqu'on demande aux malades de se livrer à un effort soutenu ou à une série d'efforts
successifs, la force déployée par eux est, dans les premiers
moments, non-seulement aussi grande mais même plus
considérable qu'à l'état normal. Le malade serre avec éner-
gie un dynamomètre de *Burcq* et résiste avec force aux
mouvements d'extension et de flexion que l'on cherche à

al final con rigidez, completamente firme, pero mantiene su actitud inclinada adelante y, si intenta caminar, corre a pequeños pasos y, entonces, es incapaz de detenerse, no puede moderar el rápido incremento de su marcha y a menudo va a tropezar contra las muebles o las paredes de la habitación que ocupa.

Tal es, en pocas palabras, la fisionomía del enfermo de parálisis agitante; adentrándonos ahora más en el estudio de su extraña afección vamos a intentar aislar y analizar en ella los diversos elementos y repasaremos sucesivamente el estado de fuerzas musculares, el temblor, la rigidez del aparato motor, los trastornos de equilibrio, de sensibilidad y las secreciones que la caracterizan y que, por su conjunción y su mutua dependencia hacen de ésta una entidad morbosa perfectamente caracterizada.

2º *Estado de la fuerza muscular.* – *Parkinson*, impresionado de la lentitud y debilidad de las acciones de los músculos en la enfermedad a la que, en buena ley, puede unirse su nombre, la había llamado parálisis agitante. Pronto se aprecia que esta parálisis era más aparente que real y *Trousseau* señaló el primero esta contradicción entre el nombre de la enfermedad y el estado de la fuerza muscular de los enfermos.

Trousseau resalta que cuando se pide a los pacientes dedicarse a un esfuerzo sostenido o a una serie de esfuerzos sucesivos, la fuerza que ellos despliegan es, en los primeros momentos, no sólo tan grande sino incluso más considerable que en estado normal. El enfermo aprieta con energía un dinamómetro de *Burcq* y resiste con fuerza a los movimientos de extensión y de flexión qu se intenta

communiquer à ce membre. Veut-il soutenir un pareil
effort ou le repéter un nombre de fois un peu considérable il voit ses forces diminuer rapidement et un sentiment
invincible de fatigue l'oblige bientôt à mettre un terme à
ses tentatives.

Trousseau cherche à expliquer cet épuisement rapide de
la contractilité musculaire et compare le système nerveux
des malades atteints de paralysie agitante à une machine à
vapeur « qui chauffée d'une manière insuffisante ne peut
« accomplir longtemps la fonction qui lui est départie.
« Que si, dit il, fermant un instant les soupapes, nous ac-
« cumulons la vapeur, nous allons, pendant quelques
« minutes, rendre à l'organe la puissance qu'il devrait
« avoir, mais l'impuissance succède rapidement à ce déve-
« loppement artificiel de force.... Il semble que les mala-
« des n'aient à leur disposition qu'une certaine quantité
« d'influx nerveux qui ne se renouvelle pas chez eux avec
« la même rapidité chez les autres hommes. » Les membres
des sujets atteints de tremblement de *Parkinson*, ajoute
le professeur de l'Hôtel-Dieu, ne se disposent pas comme
ceux des sujets sains : ils s'épuisent, au contraire, conti-
nuellement par un tremblement sans fin et sans utilité.

M. *Charcot* qui partage entièrement à cet égard la manière de voir de *Trousseau* dit également que dans la paralysie agitante, en dehors, bien entendu, de la période
terminale et cachectique de l'affection, la puissance dyna-
mométrique est conservée, M. *Bourneville* (1), cependant,
est arrivé à des résultats différents de ceux qu'avait obtenus

1. *Bourneville.* Note à la leçon de M. *Charcot* sur la paralysie agitante. Leçons sur les maladies du système nerveux t. I. p. 174.

comunicar a este miembro. Si quiere mantener un esfuerzo similar o repetirlo un número de veces algo considerable ve que sus fuerzas disminuyen rápidamente y un sentimiento invencible de fatiga pronto le obliga a poner fin a sus tentativas.

Trousseau trata de explicar este rápido agotamiento de la contracción muscular y compare el sistema nervioso de los enfermos afectados de parálisis agitante a una máquina de vapor que calentada de manera insuficiente no puede cumplir mucho tiempo con la función que se le ha encargado.

Dice que si, cerrando un instante las válvulas, acumulamos el vapor, vamos, durante algunos minutos, a devolver al órgano la potencia que debería tener, pero la impotencia sucede rápidamente a este desarrollo artificial de fuerza… Parece que los enfermos no tengan a su disposición más que cierta cantidad de impulso nervioso que no se renueva en ellos con la misma rapidez que en los otros hombres. Los miembros de los sujetos afectados de temblor de Parkinson, añade el profesor del Hôtel-Dieu, no se mantienen como los de las personas sanas: al contrario, se agotan continuamente por un temblor sin fin y sin utilidad.

El *Sr. Charcot* que comparte por entero a este respecto el punto de vista de *Trousseau* dice igualmente que en la parálisis agitante, a excepción, ciertamente, del periodo terminal y caquéctico de la afección, se conserva la potencia dinamométrica. El *Sr. Bourneville* (1), sin embargo, ha llegado a resultados diferentes a los que había obtenido

1. *Bourneville*. Nota a la lección del Sr. *Charcot* sobre la parálisis agitante. Lecciones sobre las enfermedades del sistema nervioso t.I. p. 174.

son maître. Explorant la force de préhension de cinq malades de la Salpêtrière la trouva en moyenne de 55 k° du côté droit et de 46 k°, du côté gauche tandis que la moyenne normale aurait été de 85 kilogrammes. Il nous est impossible de nous prononcer sur de pareils chiffres car les dynamomètres actuellement en usage sont loin d'être comparables entre eux : avec celui dont nous nous servons habituellement, une puissance de 55 k° est déjà très considérable pour une femme et il n'y a que les hommes très vigoureux qui amènent du premier coup et sans une certaine habitude de l'instrument l'aiguille devant le n° 85 de la graduation (1).

S'il nous est permis de dire notre avis dans une pareille question nous ferons remarquer qu'une appréciation en masse de la force musculaire des malades atteints de paralysie agitante est rendue fort difficile non seulement par l'insuffisance des instruments de mesure actuelle, mais encore par la diversité des formes de l'affection. Nous aurons plus tard l'occasion de développer cette manière de voir : nous nous bornerons pour le moment à dire que, selon nous, si les paralytiques agitants sont un peu affaiblis, mais trop peu pour mériter le nom de paralytiques, ils peuvent sous l'empire de certaines circonstances développer une vigueur assez considérable, et nous les comparerons volontiers à cet égard aux paralytiques généraux trembleurs dont *M. Chambard* a récemment analysé les fonctions musculaires (2).

1. *Michéa.* — Article dynamomètre. *Dict. de méd. et chirurg. pratique.*

2. *Chambard.* Du tremblement et de l'ataxie dans la paralysie

su maestro. Explorando la fuerza de prensión de cinco enfermos de la Salpêtrière encontró de media 55kº en el lado derecho y 46 kº en la parte izquierda mientras que la media normal habría sido de 85 kilogramos. Nos resulta imposible pronunciarnos sobre cifras parecidas pues los dinamómetros actualmente en uso están lejos de ser comparables entre sí: con el que nos servimos habitualmente, una fuerza de 55 kº es ya muy considerable para una mujer y sólo los hombres muy vigorosos llevan, al primer golpe y sin cierto grado de hábito con el instrumento, la aguja mas allá del número 85 de la graduación (1).

Si se nos permite dar nuestro parecer en una cuestión parecida haremos destacar que una apreciación en masa de la fuerza muscular de los enfermos de parálisis agitante se hace muy difícil no sólo por la insuficiencia de los actuales instrumentos de medida, sino también por la diversidad de formas de la afección. Más tarde tendremos la ocasión de desarrollar este enfoque: nos limitaremos de momento a decir que, según nosotros, si los paralíticos agitantes están un poco debilitados, pero demasiado poco para merecer la denominación de paralíticos, pueden bajo el influjo de determinadas circunstancias desarrollar un vigor bastante considerable, y a este respecto fácilmente los compararemos con los paralíticos generales temblorosos en los que el Sr. *Chambard* ha analizado recientemente las funciones musculares (2).

1. *Michéa*. – Artículo dinamómetro. *Dict. de méd. et chirug. Pratique*.
2. *Chambard*. – Del temblor y de la ataxia en la parálisis

2° *Raideur musculaire. Attitudes vicieuses et déformations. Période d'excitation latente.*

La raideur musculaire survient généralement après le
tremblement, mais l'ordre d'exposition que nous avons
adopté nous oblige à les signaler, après avoir parlé de la
puissance musculaire. Nous en exposerons d'abord les caractères généraux et nous verrons ensuite par quels signes elle
se traduit et quelles modifications elle apporte à l'attitude
et à la physionomie des malades.

Mentionnée par *Parkinson*, par *Trousseau* et quelques
autres observateurs, cette rigidité musculaire a surtout été
étudiée par M. *Charcot* : elle est précédée de sensation de
fourmillement, d'engourdissement, de douleurs rhumatoïdes
et détermine des troubles dans la marche, dans l'articulation
des sons, dans les fonctions de préhension et de mastica-
tion des aliments sur lesquels nous aurons l'occasion de
revenir.

Si nous examinons, par exemple, les conséquences de
cette rigidité sur les mouvements de la vie de relation, nous
concevrons sans peine qu'elle doive apporter une gêne plus
ou moins considérable à l'exécution des mouvements volontaires et qu'un certain temps devra s'écouler entre le
moment où les centres nerveux moteurs donnent aux
muscles l'ordre d'exécuter un mouvement et celui où les
muscles obéissent. C'est là un fait dont on a pu se convaincre depuis longtemps en observant la lenteur avec
laquelle les sujets atteint de paralysie agitante exécutent

générale. Étude myographique, dynanométrique et Dynamogra-
phique. *Société de Biologie* 1880. *Revue Scientifique* 1880.

2º *Rigidez muscular. Actitudes viciosas y deformaciones. Periodo de estimulación latente.*

La rigidez muscular sobreviene generalmente después del temblor, pero el orden de exposición que hemos adoptado nos obliga a señalarlas, después de haber hablado de la potencia muscular. Nosotros expondremos primero las características generales y luego veremos mediante qué signos se traduce y qué modificaciones aporta a la actitud y a la fisionomía de los enfermos.

Mencionada por Parkinson, por Trousseau y por algunos otros observadores, esta rigidez muscular ha sido estudiada sobre todo por el Sr. Charcot: viene precedida de sensación de hormigueo, de entumecimiento, de dolores reumatoides y determina trastornos de la marcha, en la articulación de sonidos, en las funciones de prensión y de masticación de los alimentos sobre los cuales tendremos ocasión de volver.

Si examinamos, por ejemplo, las consecuencias de esta rigidez sobre los movimientos de la vida de relación, concebiremos sin esfuerzo que debe conllevar un estorbo más o menos considerable en la ejecución de los movimientos voluntarios y que deberá transcurrir cierte tiempo entre el momento en que los centros nerviosos motores dan a los músculos la orden de ejecutar un movimiento y aquél en que obedecen los músculos. Es ése un hecho del que ha podido convencerse desde hace mucho observando la lentitdu con la que los sujetos afectado de parálisis agitante ejecutan

general. Estudio miográfico, dinamométrico y Dinamográfico. *Societé de Biologie* 1880. *Revue Sientifique* 1880.

les différents actes volontaires qui leur sont suggérés, ainsi que des recherches récentes ont permis de l'analyser avec une plus grande précision.

Ces recherches ont porté sur la durée de l'excitation latente.

Lorsqu'on excite un muscle par un coup d'ouverture, le muscle ne se contracte pas au moment même où il est excité, mais il s'écoule entre l'excitation et la contraction un temps fort court dont la durée, variable selon les conditions de température et d'humidité du muscle, a été approximativement évaluée par Helmoltz à 1 centième de seconde. Cet illustre physiologiste donne à ce retard découvert et étudié par lui, le nom de temps perdu musculaire ou temps d'excitation latente du muscle (1).

Les travaux de Marey (2), Place (3) ont confirmé l'assertion d'Helmoltz, et ce dernier observateur a pu, par des mesures plus précises, assigner au temps perdu, chez l'homme, une durée de deux centièmes de seconde. Dans un mémoire récent et fort remarquable, M. Mendelssohn (4) a trouvé, comme durée moyenne de la période d'excitation latente, de 0'006 à 0'008 seulement, et en a classé avec le plus grand soin la variation sous l'influence de la durée de l'excitation et de son intensité, de la fatigue, des contractions précédentes, de la section du nerf moteur, de

1. Helmoltz, Ann. f. Ant. u. physiol. 1850, p. 276 — 1852, p. 177.
2. Marey, *La machine animale*, 1873.
3 .Place, *Sur la vitesse avec laquelle l'excitation se propage dans les nerfs moteurs de l'homme*. — *Annales néerlandaises*, 1871.
4. Mendelssohn, *Recherches sur la période d'excitation latente des muscles*. — *Archives de physiologie*, 1880.

los diferentes actos voluntarios que se les sugiere, así como investigaciones recientes han permitido analizarlo con una mayor precisión.

Estas investigaciones se han llevado a cabo sobre la duración de la estimulación latente.

Cuando se excita un músculo por un golpe de inicio, el músculo no se contrae en el mismo momento en que es estimulado, sino que entre la estimulación y la contracción trascurre un tiempo muy corto cuya duración, variable según las condiciones de temperatura y humedad del músculo, ha sido evaluado aproximadamente por Helmoltz a 1 centésima de segundo. Este ilustre fisiólogo da a este retraso, descubierto y estudiado por él, el nombre de tiempo perdido muscular o tiempo de estimulación latente del músculo (1).

Los trabajos de Marey (2), Place (3) han confirmado la aseveración de Helmoltz, y este último observador ha podida, mediante medidas más precisas, asignar al tiempo perdido, en el hombre, una duración de dos centésimas de segundo. En un ensayo reciente y muy destacable, el Ser. Mendelssohn (4) ha encontrado, como duración media del periodo de estimulación latente, solamente de 0'006 a 0'008, y ha clasificado con el mayor cuidado la variación bajo el influjo de la duración de estimlación y de su intensidad, de la fatiga, de las contracciones precedentes, de la sección del nervio motor, de

1. Helmoltz, Ann. f. Ant. u. physiol. 1850, p. 276 – 1852, p.177.
2. Marey, *La máquina animal*, 1873.
3. Place, *Sobre la velocidad con la cual la estimulación se propaga en los nervios motores del hombre*. – Annales néerlandaises, 1871.
4. Mendelssohn, *Investigaciones sobre el periodo de estimulación latente de los músculos*. – Archives de physiologie, 1880.

l'extension du muscle et des intoxications. Étendant ses investigations aux cas pathologiques, il a déterminé le temps perdu des muscles dans les affections hémiplégiques, la sclérose latérale amyotrophique, le tabes dorsal spasmodique, l'ataxie locomotrice, la sclérose en plaques, la chorée, l'hystérie, et la paralysie agitante continuant et complétant ainsi les recherches déjà entreprises par Leyden (1), Von Vittich (2) et Engelmann (3).

Appliquant à la paralysie agitante la méthode d'exploration et le chronographe spécial qu'il a fait construire à cet effet, M. *Mendelssohn* a trouvé que dans cette affection, ainsi que l'on pouvait d'ailleurs s'y attendre, la période d'excitation latente était très sensiblement augmentée et différait souvent d'un côté à l'autre du corps. Les chiffres $0^s,012$, $0^s,017$, $0^s,019$, $0^s,020$ qu'il a constatés chez quatre malades dépassent, en effet notablement ceux de $0^s,006$ à $0^s,008$ qui représentent pour lui la durée de l'excitation latente normale..

C'est à cette raideur musculaire qu'est due l'attitude spéciale et si frappante des malades. C'est une sorte d'ankylose apparente de toutes les articulations. La tête est immobilisée sur les épaules, souvent fléchie en avant et déviée à droite ou à gauche, les traits du visage sont également fixés dans

1. *Leyden*, Verlangsamte motorische Leitung. Virch. Arch. XLVI, *Leyden* et *Von Vittich* Weitere beobachtungen über Verlangsamte, Motorische Leitung. Virch. Arch. t. LV. p. 1.

2. *Von Vittich*. Untersuchung der Zeitlichen verl. dex motorischen archi. — Virch. Arch. LV. Zeitschrift fur rationn. Med. Cd. XXXI.

3. *Engelmann*. — Beitrage allg. Muskel, und Nerven physiologie. Arch. für die gesamte physiologie. 1870.

la extensión del músculo y de las intoxicaciones. Ampliando sus investigaciones a los casos patológicos, ha determinado el tiempo perdido de los músculos en las afecciones hemipléjicas, las esclerosis lateral amiotrófica, la tabes dorsal espasmódica, la ataxia locomotriz, la esclerosis en placas, la corea, la histeria, y la parálisis agitante continuando y completando así los estudios ya emprendidos por Leyden (1), Von Vittich (2) y Engelmann (3).

Aplicando a la parálisis agitante el método de exploración y la cronografía especial que hizo construir a ese efecto, el Sr. *Mendelssohn* ha encontrado que en esta afección, tal como se podía esperar por otra parte, el periodo de estimulación latente estaba aumentado muy sensiblemente y difería a menudo de un lado al otro del cuerpo. Las cifras 0º,012, 0º,017, 0º,019, 0º,020 que él ha comprobado en cuatro enfermos sobrepasan, en efecto notablemente las de 0º,006 a 0º,008 que representan para él la duración de la estimulación latente normal.

A esta rigidez muscular es a lo que se debe la actitud especial y tan impresionante de los enfermos. Es una especie de anquilosis aparente de todas las articulaciones. La cabeza está inmovilizada sobre los hombros, a menudo flexionada adelante y desviada a derecha o izquierda, los rasgos del rostro están igualmente fijos en

---

1. *Leyden*, Verlangsamle motorische Leitung. Virch.Arch. XLVI, *Leyden et Von Vittich* Weitere beobachtungen über Verlangsamte, Motorische Leitung. Virch. Arch. T.LV. p. 1.
2. *Von Vittich.* Untersuchung der Zeitlichen verl.dex motorischen archi.- Virch. Arch. LV. Zeitschrift fur ration. Med.Cd. XXXI.
3.*Engelmann.*- Beitrafe allg. Muskel, und Nerven physiologie. Arch. Für die gesamte physiologie. 1870.

cod sont légèrement écartés du tronc. Les avant-bras sont légèrement fléchis sur les bras, et les mains légèrement fléchies sur les avant-bras, sont ainsi ramenées au niveau de la ceinture. A la longue, les mains subissent une déformation due en partie à la subluxation et à une demi ankylose des articulations, en partie à des atrophies musculaires et qui n'est pas sans analogie avec celle qui caractérise le rhumatisme chronique. Le pouce et l'index sont allongés et rapprochés l'un de l'autre comme si le malade tenait une plume à écrire, les doigts dont les divers segments font entre eux une succession d'angles saillants et rentrants sont portés en masse sur le bord cubital (*Charcot*).

Dans les membres inférieurs la rigidité et les déformations qui sont la conséquence de l'immobilité prolongée peuvent simuler une contracture. Les deux membres sont alors dans l'adduction ; les pieds raides, placés dans l'extension, s'inclinent en dedans et les doigts en griffe reproduisent la malformation désignée du nom de pied bot varus equin (*Charcot*). Nous verrons en parlant du diagnostic de la paralysie agitante comment on peut, presque toujours, remonter à la véritable cause de la déformation.

4° *Tremblement. Troubles de la parole et de l'écriture. Analyse graphique du tremblement.* — Nous avons vu, en parlant des modes de début de l'affection qui nous occupe, quel était le mode d'envahissement et quelles étaient les localisations les plus habituelles du tremblement qui constitue non le seul élément important mais l'élément principal de cette affection : nous avons dit également que contrairement à l'opinion de quelques observateurs, notamment de *Wesphale* et de *Dowse*, M. *Charcot* sou-

una expresión singular y que nada puede modificar. A menudo, la inmovilidad de los labios y la posición levantada de la cabeza permiten a la saliva escurrirse continuamente fuera de la boca. El tronco hace un ángulo obtuso con las piernas y los enfermos caminan con el cuerpo muy inclinado adelante como uno de los pacientes del servicio del Sr. *Charcot* cuyo retrato, impresionante por su exactitud, ha sido grabado en aguafuerte por el Sr. *Richer* e inscrito por él en las Lecciones clínicas de su maestro.

Finalmente, esta rigidez, esta semicontractura de todos los músculos da a los movimientos una lentitud verdaderamente característica que se traduce sobre todo durante el ejercicio de la palabra. Como en algunos paralíticos generales, pero por un mecanismo del todo diferente, transcurre entre el pensamiento y su expresión verbal un intervalo a menudo considerable. En los primeros, este tiempo se emplea en afinar sus músculos linguales y bucales que, afectados de ataxia, se entregan a contracturas desordenadas que son perfectamente visibles, los segundos lo dedican si se puede expresar así, a desentumecer sus músculos semicontraídos y a los que el impulso motor sólo llega lenta y difícilmente. Añadamos que en los paralíticos agitantes los movimientos pueden efectuarse con una energía transitoria bastante grande, pero su conclusión es lenta y penosa y su cumplimiento se sigue de una fatiga desproporcionada con el trabajo realizado.

Otra consecuencia de esta rigidez general del sistema muscular y de la lengua inmovilizada que le secunda es la deformación de algunas articulaciones que es visible sobre todo en los miembros superiores. Habitualmente, los

cod sont légèrement écartés du tronc. Les avant-bras sont légèrement fléchis sur les bras, et les mains légèrement fléchies sur les avant-bras, sont ainsi ramenées au niveau de la ceinture. A la longue, les mains subissent une déformation due en partie à la subluxation et à une demi ankylose des articulations, en partie à des atrophies musculaires et qui n'est pas sans analogie avec celle qui caractérise le rhumatisme chronique. Le pouce et l'index sont allongés et rapprochés l'un de l'autre comme si le malade tenait une plume à écrire, les doigts dont les divers segments font entre eux une succession d'angles saillants et rentrants sont portés en masse sur le bord cubital (*Charcot*).

Dans les membres inférieurs la rigidité et les déformations qui sont la conséquence de l'immobilité prolongée peuvent simuler une contracture. Les deux membres sont alors dans l'adduction ; les pieds raides, placés dans l'extension, s'inclinent en dedans et les doigts en griffe reproduisent la malformation désignée du nom de pied bot varus equin (*Charcot*). Nous verrons en parlant du diagnostic de la paralysie agitante comment on peut, presque toujours, remonter à la véritable cause de la déformation.

4° *Tremblement. Troubles de la parole et de l'écriture. Analyse graphique du tremblement.* — Nous avons vu, en parlant des modes de début de l'affection qui nous occupe, quel était le mode d'envahissement et quelles étaient les localisations les plus habituelles du tremblement qui constitue non le seul élément important mais l'élément principal de cette affection : nous avons dit également que contrairement à l'opinion de quelques observateurs, notamment de *Wesphale* et de *Dowse*, M. *Charcot* sou-

codos están ligeramente separados del tronco. Los antebrazos están algo flexionados sobre los brazos, y las manos levemente dobladas sobre los antebrazos, recogidos así a nivel de la cintura. A la larga, las manos sufren una deformación debida en parte a la subluxación y a una semi-anquilosis de las articulaciones, en parte a atrofias musculares y que no carecen de relación con la que caracteriza al reumatismo crónico. El pulgar y el índice se alargan y se acercan uno al otro, como si el enfermo tuviese una pluma de escribir, los dedos, cuyos diversos segmentos hacen entre ellos una serie de ángulos salientes y entrantes, se dirigen globalmente hacia el borde cubital (*Charcot*).

En los miembros inferiores la rigidez y las deformaciones que son consecuencia de la inmovilidad prolongada pueden simular una contractura. Los dos miembros están por tanto en adducción; los pies rígidos, colocados en extensión, se inclinan hacia dentro y los dedos en garra reproducen la malformación designada con el de pie deforme varo equino (*Charcot*). Hablando del diagnóstico de la parálisis agitante veremos cómo puede, casi siempre, remontarse a la verdadera causa de la deformación.

4º *Temblor. Trastornos de la palabra y de la escritura. Análisis gráfico del temblor.* - Hemos visto, hablando de los modos de inicio de la afección que nos ocupa, cuál era el modo de extenderse y cuáles eran las localizaciones más habituales del temblor que constituye no el único elemento importante sino el principal de esta afección: hemos dicho igualmente que contrariamente a la opinión de algunos observadores, en particular de *Wesphale* y de *Dowse*, el Sr. *Charcot* sostenía

tenait que la tête n'en était pas affectée et s'appuyait sur ce fait pour établir un caractère différentiel important entre le tremblement sénile et la paralysie agitante. Si la tête paraît quelquefois animée d'un mouvement oscillatoire elle le doit au tremblement du tronc et des membres qui lui sont communiqués et ne tarde pas à reprendre son immobilité si l'on maintient fortement le tronc et les membres du malade.

Les mains sont le siège le plus fréquent du tremblement dans la paralysie agitante : on le rencontre aussi fréquemment dans les membres inférieurs, dans certains cas aussi la langue, et dans la forme hémiplégique, une moitié seulement de la langue en est affectée. Ce tremblement est caractéristique. Car, non-seulement, il se compose de petites oscillations à peu près isochrones qui résultent de l'extension et de la flexion alternative des muscles antagonistes, mais encore le groupement de ces oscillations, l'attitude des membres qui en sont le siège, lui prêtent un caractère intentionnel et rappellent certains mouvements volontaires. Chez beaucoup de malades, le pouce se meut sur les autres doigts comme si ce sujet roulait un crayon ou se livrait à la fabrication d'une boulette de mie de pain ; chez d'autres, dit M. *Charcot*, les mouvements sont plus complexes et rappellent l'action d'émietter du pain, d'autres enfin sont affectés d'un mouvement continuel du genou et du pied comme s'ils faisaient agir la pédale d'un établi de tourneur (1).

1. Ce caractère intentionnel du tremblement est absolument spécial à la paralysie agitante et est d'une grande importance diagnosti-

que la cabeza no estaba afectada y se apoyaba en este hecho para establecer un importante carácter diferencial entre el temblor senil y la parálisis agitante. Si la cabeza parece a veces empujada con un movimiento oscilatorio se debe al temblor del tronco y de los miembros que se lo transmiten y no tarde en recuperar su inmovilidad si se sostiene con fuerza el tronco y los miembros del enfermo.

Las manos son el asiento más habitual del temblor en la parálisis agitante: se le encuentra tan frecuentemente en los miembros inferiores, en algunos casos también en la lengua, y en la forma hemipléjica, sólo se afecta una mitad de la lengua. Este temblor es característico. Puesto que, no solamente se compone de pequeñas oscilaciones aproximadamente isócronas que resultan de la extensión y flexión alternativa de los músculos antagonistas, sino además el agrupamiento de estas oscilaciones, la actitud de los miembros en los que asienta, le prestan un carácter intencional y recuerdan algunos movimientos voluntarios. En muchos pacientes el pulgar se mueve sobre los otros dedos como si este sujeto rodase un lápiz o se dedicase a fabricar una bola de miga de pan; en otros, dice el Sr. *Charcot*, los movimientos son más complejos y recuerdan la acción del que desmenuza pan, finalmente otros están afectados por un movimiento continuo de la rodilla y del pie como si estuvieran accionando el pedal de un banco de torno (1).

1. Este carácter intencional del temblor es absolutamente peculiar de la parálisis agitante y es de gran importancia diagnósti

Lorsque le tremblement siège dans la langue, il imprime à la prononciation un caractère spécial qui dès lors ne tient plus uniquement à la raideur des muscles qui servent à l'articulation des sons. La parole n'est plus seulement brève, saccadée, comme produite par un grand effort, elle est encore tremblée, entrecoupée comme elle l'est chez les individus qui sont saisis par un frisson intense.

Il n'est pas jusqu'à l'écriture qui ne ressente les effets du tremblement musculaire et qui n'en donne, pour ainsi dire, une reproduction graphique. Elle est irrégulière et les traits qui la composent, surtout ceux qui sont les plus déliés, sont finement sinueux comme on peut le constater sur les spécimens qui sont reproduits dans les leçons de M. *Charcot* et dans la thèse d'agrégation de M. *Fernet* (1). Ce caractère est d'autant plus important que l'on peut, en regardant l'écriture à la loupe, le reconnaître alors même que le tremblement est peu accusé et même à peine visible. La plume le reproduit en l'amplifiant à peu près comme le style de nos appareils enregistreurs.

L'intensité du tremblement dans la maladie de *Parkinson* est très variable. Nul pendant un sommeil profond, il reparaît pendant le rêve ; faible lorsque le malade est calme et reposé il s'exagère lorsqu'il se livre à un effort, même lorsque cet effort a pour siège des muscles ou des membres encore respectés et sous l'influence de la fatigue physique et des émotions morales. Souvent encore, il subit des alternatives de calme et d'exacerbation que rien ne vient expli-

que. C'est à *Gubler*, alors interne à la Salpêtrière, qu'on doit de l'avoir signalé et étudié le premier.

1. *Fernet. loc. cit.*

Cuando el temblor se sitúa en la lengua, imprime a la pronunciación una característica especial que desde entonces no pertenece únicamente a la rigidez de los músculos que sirven para la articulación de los sonidos. La palabra no sólo es breve, en sacudidas, como producto de un gran esfuerzo, además es temblorosa, entrecortada como lo es la de los individuos que están sobrecogidos por un escalofrío intenso.

No es hasta la escritura cuando se sienten los efectos del temblor muscular y la que nos da, por así decir, una reproducción gráfica. Es irregular y los trazos que la componen, sobre todo los que son más sueltos, son finamente sinuosos como se puede comprobar en los ejemplos que se reproducen en las lecciones del Sr. *Charcot* en la tesis de admisión del Sr. *Fernet* (1). Esta característica es de tal importancia que se puede, mirando la escritura con lupa, reconocerla entonces incluso aunque el temblor sea poco acusado e incluso apenas visible. La pluma la refleja amplificándola, aproximadamente como la aguja de nuestros aparatos de registro.

La intensidad del temblor en la enfermedad de Parkinson es muy variable. Ninguno durante un sueño profundo, reaparece durante el ensueño; débil cuando el enfermo está calmado y reposando se exagera cuando se entrega a un esfuerzo, incluso cuando este esfuerzo tiene su base músculos o miembros todavía respetados, y bajo la influencia de la fatiga psíquica y de las emociones anímicas. También a menudo, sufre alternancias de calma y exacerbación que nada llega a explicar;

---

ca. Es a *Gubler*, por entonces interno en la Salpètrière, a quien se debe haberlo señalado y estudiado el primero.
1. *Fernet. loc. cit.*

quer; nous verrons plus tard quelle influence paraissent avoir sur lui les courants continus localisés à la moelle épinière.

Nous devons maintenant pousser plus avant notre analyse et étudier de plus près, au moyen de méthodes plus précises que la simple observation, le tremblement de la paralysie agitante. Si nous appliquons à son étude les ressources de la méthode graphique nous ne tarderons pas à nous convaincre qu'il n'a, considéré dans ses éléments, rien de caractéristique et qu'il ne diffère en rien des tremblements névropathiques, alcooliques ou de celui que l'on observe chez les paralytiques généraux. C'est ce que nous allons essayer de montrer en mettant à profit des recherches encore inédites dont *M. Chambard* nous a communiqué quelques résultats et pour l'intelligence desquelles nous renvoyons aux tracés graphiques qu'il nous a autorisé à reproduire.

M. Chambard a enregistré le tremblement des paralytiques agitants, à tous les degrés de la contracture musculaire : contracture faible, juste suffisante pour maintenir les membres dans une situation naturelle; contracture plus forte, capable de soutenir le membre libre ou chargé d'un poids dans une position plus ou moins fatigante et anormale ; enfin, contraction aussi énergique que possible : il s'est servi dans ses recherches de trois instruments, le tambour à réaction de Marey, le myographe et d'un instrument nouveau : le dynamographe.

Lorsque le malade se tient debout, ses bras pendant le long du corps, il tient sans effort entre le pouce et l'index de l'une de ses mains un tambour à réaction de *Marey*, les

veremos más tarde qué influencia parecen tener sobre él las corrientes continuas localizadas en la médula espinal.

Ahora debemos avanzar más en nuestro análisis y estudiar desde más cerca, por medio de métodos más precisos que la simple observación, el temblor de la parálisis agitante. Si aplicamos a su estudio los recursos del método gráfico no tardaremos en convencernos de que no tiene, considerado en sus elementos, nada característico y que no difiere en nada de los temblores neuropáticos, alcohólicos o del que se observa en los paralíticos generales. Esto es lo que vamos a intentar mostrar sacando provecho de las investigaciones aún inéditas de las que el *Sr. Chambard* nos ha comunicado algunos resultados y para cuya comprensión nos remitimos a los trazados gráficos que él nos ha autorizado a reproducir.

El Sr. *Chambard* ha registrado el temblor de los paralíticos agitantes, en todos los grados de la contracción muscular: contracción débil, justo lo suficiente para mantener los miembros en una situación natural; contracción más fuerte, capaz de sostener el miembro libre o cargando un peso en una posición más o manos fatigante y anormal; finalmente, contracción tan enérgica como sea posible: él se ha servido en sus investigaciones de tres instrumentos, el tambor de reacción de Marey, el miógrafo y de un nuevo instrumento: el dinamógrafo.

Cuando el enfermo se mantiene de pie, con sus brazos colgando a lo largo del cuerpo, sostiene sin esfuerzo entre el pulgar y el índice de una de sus manos un tambor de reacción de *Marey*, los

muscles du bras ne sont, dans ces conditions, astreints qu'à
un effort juste suffisant pour maintenir dans cette position
les différents segments du membre auxquels ils s'insèrent,
et si on recommande au malade de rester bien immobile,
on voit le tremblement se calmer peu à peu et même, dans
certains cas, disparaître presqu'entièrement.

Dans ces conditions, le tremblement est relativement
faible. Si on relie, par un tube, le tambour à réaction au
tambour inscripteur, on voit la plume décrire sur le papier
enfumé du cylindre enregistreur, une série d'oscillations
régulières, équidistantes, se renouvelant environ huit à dix
fois par seconde ; représentation graphique d'un tremblement qui ne diffère pas, à ce point de vue, de celui des
paralytiques généraux, des alcooliques ou de tout autre
malade trembleur (Fig. 1, a, b, c) (1).

Si, le malade tenant, par exemple, le tambour à réaction
de la main droite, on lui commande de tenir avec la main
gauche un objet quelconque, un dynamomètre, par exemple, on voit le tremblement augmenter dans le membre
supérieur droit dans des proportions considérables (Fig. 1, e).
Il en est de même lorsque les muscles de ce membre sont
astreints à un effort plus grand que dans l'expérience pré-
cédente, lorsque, par exemple, ils doivent le maintenir
étendu horizontalement et surtout lorsque son extrémité est,
en outre, chargée d'un poids plus ou moins considérable
(Fig. 1, d).

Dans ces conditions, les oscillations tracées par la plume
inscriptrice sont beaucoup plus amples, et l'on voit s'accen-

1. Les tracés a, b, représentent le tremblement du bras droit et le
tracé c, celui du bras gauche qui est beaucoup moins noncé.

músculos del brazo no están obligados, en estas condiciones, más que a un esfuerzo sólo suficiente para mantener en esta posición los diferentes segmentos del miembro en los cuales se insertan, y si se recomienda al enfermo permanecer muy inmóvil, se ve calmarse el temblor poco a poco e incluso, en ciertos casos, desaparecer casi por entero.

En estas condiciones el temblor es relativamente débil. Si se enlaza, mediante un tubo, el tambor de reacción al tambor inscripto, se ve la pluma describir sobre el papel ahumado del cilindro de registro, una serie de oscilaciones regulares, equidistantes, renovándose alrededor de ocho a diez veces por segundo; representación gráfica de un temblor que no difiere, desde este punto de vista, del de los paralíticos generales, de los alcohólicos o de cualquier otro temblor patológico (Fig. 1, a, b, c) (1).

Si al enfermo, manteniendo por ejemplo, el tambor de reacción en la mano derecha, se le ordena sostener con la mano izquierda un objeto cualquiera, digamos un dinamómetro, se ve aumentar el temblor en el miembro superior derecho en proporciones considerables (Fig. 1, e). Lo mismo ocurre cuando los músculos de este miembro son obligados a un esfuerzo más grande que en el experimento precedente, cuando, por ejemplo, deben mantenerlo extendido horizontalmente y sobre todo cuando su extremidad está, además, cargada con un peso más o menos considerable (Fig. 1, d).

En estas condiciones, las oscilaciones trazadas por la pluma inscriptora son mucho más amplias, y se ve acentuarse

1. Los trazados *a, b,* representan el temblor del brazo derecho y el trazado *c,* el del brazo izquierdo que es mucho menos pronunciado.

page vierge dans l'original

Página en blanco en el original

tuer une particularité que M. *Chambard* avait déjà signalée dans le graphique du tremblement de la paralysie générale et qu'il a retrouvée chez les paralytiques agitants. Nous voulons parler de ce qu'il nomme le phénomène de la décharge.

Prenons, par exemple, le tracé, dans un moment de calme relatif : le tremblement est faible, les oscillations décrites par le stylo sont peu élevées, quelquefois même la ligne du tracé est presqu'une droite finement sinueuse, tout-à-coup, comme si le muscle avait dans ce court instant de repos, épuisé toute sa force de stabilité, on voit les oscillations devenir beaucoup plus amples, et le tremblement s'exagérer notablement, puis une nouvelle période de calme succède à cet accès d'agitation qui s'est traduit sur le cylindre par une série plus ou moins longue, de grandes oscillations qui contrastent singulièrement par leur amplitude avec celles qui les précèdent et celles qui les suivent (Fig. 1-*b*).

Le tambour à réaction n'est pas le seul instrument qui permette d'inscrire le tremblement et d'en fixer d'une manière permanente la durée, le rhythme, l'amplitude et les modifications : il imprime également aux contractions musculaires, enregistrées avec le myographe et le dynamographe, des changements d'aspect que nous allons faire connaître d'après les graphiques que M. *Chambard* a recueillis.

On sait que la courbe de contraction musculaire se compose de trois parties : une partie ascendante qui représente la période de contraction, une partie horizontale qui représente le temps pendant lequel le muscle est contracté, et une partie descendante qui représente la décontraction

una particularidad que el Sr. Chambard ya había señalado en el gráfico del temblor de la parálisis general y que ha reencontrado en los paralíticos agitantes. Nosotros queremos hablar de lo que él llama fenómeno de descarga.

Tomemos, por ejemplo, el trazado, en un momento de calma relativa: el temblor es débil, las oscilaciones descritas por la pluma son poco elevadas, a veces incluso la línea del trazado es casi una recta finamente sinuosa, de repente, como si durante el corto instante de reposo el músculo hubiera agotado toda su fuerza de estabilidad, se ve a las oscilaciones volverse mucho más amplias, y el temblor exagerarse notablemente; luego un nuevo periodo de calma sucede a este acceso de agitación que se traduce sobre el cilindro en una serie más o menos larga de grandes oscilaciones que contrastan singularmente por su amplitud con las que les preceden y con las que les siguen (Fig. 1.*b*).

El tambor de reacción no es el único instrumento que permite inscribir el temblor y fijar de manera permanente la duración, el ritmo, la amplitud y las modificaciones: imprime al igual que a las contracciones musculares, registradas con el miógrafo y el dinamógrafo, cambios de aspecto que vamos a hacer conocer con los gráficos que el Sr. *Chambard* ha recogido.

Se dice que la curva de contracción muscular se compone de tres partes: una parte ascendente que representa el periodo de contracción, una parte horizontal que representa el tiempo durante el cual el músculo está contraído, y una parte descendente que representa la relajación

musculaire. A l'état normal cette courbe est régulière ;
dans les cas de tremblement, au contraire, sa portion horizontale est irrégulière, dentelée et rendue sinueuse par
les oscillations semblables à celles qui caractérisent les
tracés obtenus au moyen du tambour à réaction et qui ne
sont pas sans analogie avec les dentelures, avec le peigne,
que présentent les courbes de tétanos électrique et physiologique incomplet (Fig. 2, *a*, *b*). Ces représentations graphiques peuvent être obtenues, soit au moyen du myographe
appliqué directement sur le muscle, soit au moyen du
dynamographe que M. *Chambard* a imaginé et décrit dans
une récente publication (1).

5° *Propulsion et rétropulsion locomotrices. Latero-pul-
sion oculaire.* — Un des symptômes les plus remarquables et les moins faciles à expliquer est la tendance à la
propulsion et quelquefois à la rétropulsion que présente la
démarche des malades atteints de paralysie agitante. Ce phénomène, d'ailleurs, n'est pas constant et ne paraît être
nullement en rapport avec l'attitude inclinée des malades.
Il existe en effet dans des cas encore peu avancés alors que
cette attitude n'existe pas encore, ou n'est que très peu
marquée, et d'ailleurs si cette tendance à pencher le corps
en avant pouvait rendre compte de la propulsion, elle ne
saurait expliquer la rétropulsion à laquelle elle semblerait
mieux devoir s'opposer.

Trousseau (1) avait parfaitement décrit ce phénomène que
les premiers observateurs n'avaient pas non plus ignoré

1. *Chambard, loc. cit.*
2. *Trousseau, loc. cit.*

muscular. En el estado normal esta curva es regular; en los casos de temblor, por el contrario, su porción horizontal es irregular, dentada y se hace sinuosa por las oscilaciones parecidas a las que caracterizan los trazados obtenidos por medio del tambor de reacción y que no carecen de analogía con las dentelladas, con el peine, que presentan las curvas de tétanos eléctrico y fisiológico incompleto (Fig. 2, *a, b*). Estas representaciones gráficas pueden obtenerse, sea por medio del miógrafo aplicado directamente sobre el músculo, sea por medio del dinamógrafo que el Sr. *Chambard* ha imaginado y descrito en una reciente publicación (1).

5º *Propulsión y retropulsión locomotrices. Láteropulsión ocular.* – Uno de los síntomas más destacados y menos fáciles de explicar es la tendencia a la propulsión y a veces a la retropulsión que presenta la manera de andar de los enfermos con parálisis agitante. Este fenómeno, por otra parte, no es constante y no parece en absoluto relacionarse con la actitud inclinada de los enfermos. Se da en efecto en casos todavía poco avanzados cuando esa actitud no existe aún, o sólo se ha manifestado muy poco y, por otra parte, si esa tendencia a inclinar el cuerpo adelante pudiera dar cuenta de la propulsión, no sabría explicar la retropulsión a la que más bien parecería tener que oponerse.

Trousseau (1) había descrito perfectamente este fenómeno que los primeros observadores tampoco habían ignorado

1. *Chambard, loc.cit.*
2. *Trousseau, loc. cit.*

et qui est, à leurs yeux, un des liens les plus apparents entre la scélotyrbe festinans et la paralysie agitante. Un avo-
cat fort intelligent et malade depuis quatre ans, à la suite
de vives émotions, entre dans son cabinet « le corps en
« avant, en précipitant son allure, le bras droit demi fléchi
« appuyé contre le corps et animé d'un léger tremble-
« ment. »

Ces phénomènes se sont montrés également très apparents
chez plusieurs des malades de M. *Charcot* : ordonne-t-on
à une de ces malades de se lever « elle hésite pendant
« quelques instants, incline le tronc en avant et après s'être
« comme balancée, tout d'un coup elle se lève, mais alors
« elle ne part pas, il semble qu'elle ait besoin de s'équi-
« librer, elle est en quelque sorte incertaine, ayant le tronc
« incliné en avant, enfin, elle se décide, lente tout d'abord
« sa démarche progressivement s'accélère et après un par-
« cours de dix mètres, elle se précipite de telle sorte que
« si la malade ne rencontrait, à un moment donné, soit
« un banc, soit un mur, soit un lit, elle tomberait brus-
« quement. La propulsion est donc aussi nette que pos-
« sible » *Bourneville* (1).

La rétropulsion semble être plus rare mais peut-être
passe-t-elle souvent inaperçue des malades qui n'en ont
connaissance que quand une circonstance fortuite les a dé-
terminés à marcher à reculons. Un bon moyen de la mettre en lumière a été indiqué par M. *Charcot*. Le sujet
étant debout et immobile, il suffit de le tirer légèrement en
arrière, pour le voir marcher à reculons avec une vitesse
croissante et finir par tomber s'il n'est pas soutenu.

1. *Bourneville*. Note aux leçons de M. *Charcot*

y que es, a sus ojos, uno de los vínculos más aparentes entre la *scelotyrbe festinans* y la parálisis agitante. Un abogado muy inteligente y enfermo desde cuatro años, a continuación de emociones vívidas entra en su despacho, "con el cuerpo hacia adelante, de forma precipitada, con el brazo derecho medio flexionado apoyado contra el cuerpo y estimulado por un ligero temblor".

Estos fenómenos se muestran igualmente muy aparentes en varios pacientes del Sr. *Charcot*: al ordenar a una de sus enfermas levantarse "ella duda durante algunos instantes, inclina el tronce adelantes y después de estar como balanceándose, de repente se levanta, pero entonces no anda, parece que necesita equilibrarse, de algún modo está insegura, con el tronco inclinado adelante; finalmente se decide, su marcha lenta al principio se acelera progresivamente y, después de un recorrido de diez metros, se precipita de tal manera si la paciente no encontrase, en un momento dado, se un banco, sea una pared, sea una cama, caería bruscamente. Así pues, la propulsión es tan clara como sea posible". *Bourneville* (1).

La retropulsión parece ser más rara pero quizá pasa a menudo desapercibida por los enfermos que no toman conocimiento de ello más que cuando una circunstancia fortuita les determina a caminar reculando. Un buen medio de sacarla a la luz ha sido indicado por el Sr. *Charcot*. Estando el sujeto de pie e inmóvil, basta con empujarle ligeramente hacia atrás para verle andar reculando con velocidad creciente y termina por caer si no se le sostiene.

1.*Bourneville*. Nota a las lecciones del Sr. *Charcot*.

32

Un symptôme du même ordre et non moins intéressant a été récemment signalé et décrit par M. *Debove* (1) sous le nom de lateropulsion oculaire. M. Neumann (2) a eu l'occasion d'en observer également un cas et l'a relaté dans le *Progrès médical*.

Lorsque les malades de MM. *Debove* et *Neumann* lisaient un livre et surtout un journal imprimé sur plusieurs colonnes, ils éprouvaient pour passer d'une ligne à l'autre une difficulté qui se traduisait par un arrêt dans la lecture et dont la répétition amenait une fatigue cérébrale semblable à celle qui succède aux efforts souvent répétés. Pour expliquer ce curieux phénomène, M. *Debove* avance et non sans une grande apparence de raison, que l'œil parvenu à l'extrémité d'une ligne est entraîné plus loin encore et qu'il faut au sujet, un effort d'attention et le déploiement d'une certaine volonté pour le reporter au commencement de la ligne située au-dessous. Dans ces conditions, le passage d'une ligne à l'autre cesse d'être automatique et devient conscient et par conséquent rapidement fatiguant. Ce trouble de la musculature de l'œil présente une grande analogie avec les troubles de la marche que nous avons mentionnés et le nom de latéro-pulsion oculaire est très propre à le représenter.

6° *Troubles de la sensibilité.* — Les paralytiques agitants perçoivent normalement la sensation de contact, pincement, piqûre, pression et température, mais ils présentent

1. *Debove.* Communication à la *Société médicale des hôpitaux.* — *Progrès médical.* 1878. 16 février.

2. *Neumann.* Lateropulsion oculaire dans un cas de paralysie agitante — *Progrès médical* 1879, n° 32.

Un síntoma de la misma índole y no menos interesante ha sido recientemente señalado y descrito por el Sr. *Debove* (1) bajo el nombre de latero-pulsión ocular. El Sr. Neumann (2) ha tenido igualmente la ocasión de observar uno de estos casos y lo ha relatado en el *Progrès médical*.

Cuando los pacientes de los Sres. *Debove* y *Neumann* leían un libro y sobre todo un periódico impreso a varias columnas, para pasar de una línea a otra sentían una dificultad que se traducía en una detención de la lectura y cuya repetición llevaba a una fatiga cerebral parecida a la que sigue a los esfuerzos repetidos a menudo. Para explicar este curioso fenómeno, el Sr. *Debove* adelanta, y no sin probable razón, que el ojo que llegó al extremo de una línea es arrastrado aún más lejos y que el sujeto necesita un esfuerzo de atención y el desempeño de cierto grado de voluntad para volver a llevarlo al comienzo de la línea situada debajo. En estas condiciones, el paso de una línea a la otra deja de ser automático y se hace consciente y en consecuencia rápidamente fatigante. Este trastorno de la musculatura del ojo presenta gran analogía con los trastornos de la marcha que hemos mencionado y el término de látero-pulsión ocular es muy apropiado para representarlo.

6º *Trastornos de la sensibilidad.* – Los paralíticos agitantes perciben normalmente la sensación de contacto, pinzamiento, pinchazo, presión y temperatura, pero presentan

1. *Debove*. Comunicación a la *Sociedad médica de los hospitales*. – *Progrès médical*. 1878. 16 fevrier.
2. *Neumann*. Lateropulsión ocular en un caso de parálisis agitante – *Progrès médical* 1879, nº 32.

néanmoins un certain nombre de troubles de la sensibilité qui contribuent pour une bonne part à faire de la maladie de Parkinson une affection des plus pénibles.

Nous avons déjà parlé de sensation de fourmillement, de picotement, de crampes plus ou moins douloureuses, de douleurs rhumatoïdes et névralgiformes qui signalent la première période de l'affection et précèdent en général l'apparition du tremblement. Des souffrances analogues mais surtout une sensation de prostration, de fatigue, de courbature, de tension et de tiraillement des masses musculaires suit souvent les paroxysmes de l'agitation : il s'y joint encore également après ce paroxysme un besoin incessant de changer de position ; une impatience de rester en place qui est d'autant plus pénible que les malades, grâce à la raideur de leurs muscles ne se meuvent que lentement et difficilement.

A ce trouble de la sensibilité il faut ajouter une sensation purement subjective de froid quelquefois même beaucoup plus souvent de chaleur qui rend aux malades le poids de leurs couvertures insupportable et les oblige à se découvrir. C'est également pendant la nuit que les douleurs, le besoin de mouvement, l'agitation sont à leur comble. Nous en trouvons un bel exemple chez le nommé F...., dont on lira plus loin l'observation. Chez ce malade les crampes et les secousses musculaires ne se calmaient que s'il mettait les pieds sur les carreaux froids de sa chambre, la sensation de chaleur était très prononcée et s'accompagnait en outre de sueurs abondantes.

Il était naturel, en présence d'un trouble de calorification aussi singulier, de rechercher si la température du

sin embargo cierto número de trastornos de la sensibilidad que contribuyen en buena medida a hacer de la enfermedad de Parkinson una de las afecciones más penosas.

Ya hemos hablado de la sensación de hormigueo, de picazón, de calambres más o menos dolorosos, de dolores reumáticos y neuralgiformes que indican el primer periodo de la afección y preceden por lo general a la aparición del temblor. Parecidos padecimientos pero sobre todo una sensación de postración, de fatiga, de curvadura, de tensión y de tirantez de las masas musculares siguen a menudo a los paroxismos de la agitación; se añade también igualmente después de este paroximo una necesidad incesante de cambiar de posición; una impaciencia al permanecer en un lugar que es tan penosa que los enfermos, debido a la rigidez de sus músculos, no se mueven más que lenta y difícilmente.

A este trastorno de la sensibilidad hay que añadir una sensación puramente subjetiva de frio, y a veces, incluso mucho más a menudo, de calor que hace insoportable para los pacientes el peso de sus mantas y les obliga a descubrirse. Igualmente es durante la noche cuando se acumulan los dolores, la necesidad de moverse, y la agitación. Encontramos un hermoso ejemplo de ello en el llamado F... cuya observación se lee más adelante. En este enfermo los calambres y las sacudidas musculares no se calmaban más que si ponía los pies en las baldosas frías de su habitación, la sensación de calor era muy pronunciada y se acompañaba además de abundantes sudores.

Era natural, en presencia de un trastorno de calentamiento tan singular, investigar si la temperatura del

corps était réellement augmentée. C'est ce qu'a fait
M. *Charcot* qui a pu constater que toujours la température était physiologique quels que fussent le tremblement et
la sensation de chaleur. A ce propos, M. *Charcot* établit
une distinction entre les contractures dynamiques qui ne
s'accompagnent pas d'élévation thermique et le tremblement
de la paralysie agitante appartient à cette catégorie, et les
contractions statiques qui, ainsi que M. *Béclard* l'a démontré ne vont pas sans une élévation plus ou moins considérable de la température (1).

7° *Troubles de sécrétion caractère de l'urine.* — *Bence
Jones* à constaté que dans la chorée et le *delirium tremens*,
affections qui se caractérisent par une grande dépense de
force musculaire, la composition des urines était modifiée et que la proportion des sulfates y était notamment
augmentée.

Plus tard *M. Regnard* a constaté que, dans la paralysie
agitante, et contrairement à ce que pouvaient faire prévoir
les résultats obtenus par *Bence Jones* l'urine contenait moins
d'acide sulfurique qu'à l'état normal. La quantité d'urée
n'était pas modifiée (2), d'ailleurs *Lehmann* et *Grüner* pour

1. *Charcot* et *Bouchard.* Sur les variations de température cen-
trale qui l'observent dans certaines affections convulsives et sur la
distinction qui doit être établie à ce point de vue, entre les convulsions cloniques et les convulsions toniques. Mémoires de la société de
Biologie, 1866.
2. Sur 14 dosages faits sur deux malades de *M. Charcot*, *Regnard*
a trouvé les chiffres moyens suivants : Urée ; 19,50. Acide sulfurique 1,25 au lieu de 2 gr.

cuerpo estaba aumentada realmente. Eso es lo que ha hecho el Sr. *Charcot* que ha podido comprobar que siempre la temperatura era fisiológica cualquiera que fuesen el temblor y la sensación de calor. Con ese propósito, el Sr. *Charcot* estableció una distinción entre las contracturas dinámicas, que no se acompañan de elevación térmica (y el temblor de la parálisis agitante pertenece a esta categoría), y las contracciones estáticas que, así como el Sr. *Béclard* ha demostrado, conllevan una elevación más o menos considerable de la temperatura (1).

7º *Trastornos de secreción característica de la orina.* – *Bence Jones* ha comprobado que en la corea y el *delirium tremens*, afecciones que se caracterizan por un gran desgaste de fuerza muscular, la composición de las orinas se modificaba y que la proporción de sulfatos estaba claramente aumentada.

Más tarde el Sr. *Regnard* ha confirmado que en la parálisis agitante, y contrariamente a lo que podía esperarse de los resultados obtenidos por *Bence Jones*, la orina contenía menos ácido sulfúrico que en estado normal. La cantidad de urea no se modificaba (2), por otra parte *Lehmann* y *Grüner* para

1. *Charcot y Bouchard.* Sobre las variaciones de temperatura central que se observan en ciertas afecciones convulsivas y sobre la distinción que debe establecerse, desde este punto de vista, entre las convulsiones clónicas y las convulsiones tónicas. Memorias de la sociedad de Biología, 1866.
2. En 14 dosificaciones realizadas en dos enfermos del Sr. *Charcot*, *Regnard* ha encontrado las cifras medias siguientes: Urea: 19,50. Ácido sulfúrico 1,23 en lugar de 2 gr.

la paralysie agitante et *Vogel* pour la chorée, avaient déjà
observé cette diminution des sulfates (1).

Plus récemment, M. Chéron (2) a publié dans le *Progrès médi al un* travail intéressant sur la composition chimique de l'urine dans la maladie de *Parkinson* et sur les
réactions diagnostiques et pathogéniques qu'il est permis
d'en tirer. Après avoir exprimé l'opinion que la paralysie
agitante proprement dite était précédée de longtemps par
une période d'affaiblissement des fonctions de relation dont
une analyse fréquente de l'urine permettrait de suivre les
progrès, *M. Chéron* fait justice de la théorie de *Bence Jones*
sur l'augmentation du taux des sulfates qui n'ont aucune
raison pour être sécrétés en plus grande quantité puisqu'il
n'y a pas élévation de température et par conséquent pas
d'augmentation des combustions organiques.

D'après M. Chéron dans la paralysie agitante, la quantité
d'urine est augmentée et même quelquefois doublée. Le
taux de l'urée est normal et son élévation apparente est
due à la polyurie. Le chlorure de sodium, les sulfates ne
sont pas augmentés, ces derniers subiraient plutôt une légère diminution, mais il en est tout autrement de la proportion des phosphates.

L'augmentation des phosphates, dit M. *Chéron*, précède
de beaucoup les signes actuellement nécessaires pour diagnostiquer la paralysie agitante, elle en suit tous les progrès :

1. *Regnard.* — Note à la deuxième édition des leçons de M. Charcot, p. 179.

2. *Chéron.* De la modification importante que subit la constitution
chimique de l'urine dans la paralysie agitante (phosphaturie). *Progrès Médical* 1877, n° 48.

la parálisis agitante y *Vogel* para la corea, habían observado ya esta disminución de sulfatos (1).

Más recientemente, el Sr. Chéron (2) ha publicado en el *Progrès médical* un interesante trabajo sobre la composición química de la orina en la enfermedad de Parkinson y sobre las repercusiones diagnósticas y patogénicas que está permitido extraer. Después de haber expresado la opinión de que la parálisis agitante propiamente dicha estaba precedida desde mucho tiempo por un periodo de debilitamiento de las funciones de relación del que un análisis de orina podía seguirse el progreso, el Sr. *Chéron* hace justicia a la teoría de *Bence Jones* sobre el aumento de tasas de sulfatos que no tienen ninguna razón para secretarse en mayor cantidad puesto que no hay elevación de temperatura ni, en consecuencia, aumento de las combustiones orgánicas.

Según el Sr. Chéron en la parálisis agitante la cantidad de orina está aumentada e incluso a veces es el doble. La tasa de urea es normal y su elevación aparente es debida a la poliuria. El cloruro de sodio y los sulfatos no están aumentados, estos últimos sufrirían más bien una ligera disminución, pero esto es completamente distinto en cuanto a la proporción de los fosfatos.

El aumento de los fosfatos, dice el Sr. Chéron, precede con mucho a los signos realmente necesarios para diagnosticar la parálisis agitante; sigue toda la evolución:

1. *Regnard*.- Nota a la segunda edición de las lecciones del Sr. Charcot, p. 179.
2. *Chéron*. De la importante modificación que sufre la composición química de la orina en la parálisis agitante (fosfaturia). *Progrès Médical* 1877, n°48.

diminuant quand elle s'amende, augmentant quand elle s'aggrave et se modifie parallèlement à elle sous l'influence de diverses méthodes thérapeutiques et notamment des courants continus (1) (2).

Nous avons cette année examiné dans notre laboratoire l'urine de neuf malades atteints de paralysie agitante, l'analyse de chaque liquide a été faite trois fois à deux mois d'intervalle.

1. Nous croyons devoir résumer deux des analyses contenues dans le mémoire de M. *Chéron*.

Premier cas : 11 ans avant le début du tremblement. Urines abondantes et jumenteuses et dépression progressive des forces physiques et intellectuelles.

Quantité : Élevée au début : 2400 à 2650, tombée dernièrement à 800.

Densité : 1,020 à 1,025.

Réaction : Au début, alcaline.

Urée : D'abord 35 gr. puis 25 à 30 gr.

Chlorure de sodium : 8 à 15 gr.

Sulfates : Au début 2,48 — puis 1,04 — 1,00 — 2,60 — 3,60 — 2,70 — 1,25 — 4,50, etc. (En général diminution).

Phosphates : Moyenne physiologique 2,10 d'acide phosphorique. Chez M. X.,.,5,12 — 4,55 — 3,30 — 3,52 — 2,18 — 2,37 — 2,16 — 2,05 — 2,15 — 2,10 — 1,00 — etc. Sous l'influence du traitement par les courants continus.

Deuxième cas : Affaiblissement physique et intellectuel, polyurie, urine jumenteuse. Longtemps avant le début de l'affection.

Q. : D'abord 2700 — 2100 — 9 gr. 850.

D. : 1022 à 1032.

R. : Quelquefois très alcaline.

Urée normale : (18 à 30 gr.) 9 gr. 10 à 12.

Na. cl. normal. 10 à 15 gr.

Sulf. : 0=96 à 1,80. Diminution au repos absolu.

Phosph. : 3,55 à 5 gr. 20 (Très notable augmentation).

2. Dans un cas de paralysie agitante, M. *Topinard* a signalé la glycosurie.

disminuyendo cuando ella aminora, aumentando cuando se agrava, y se modifica paralelamente a ella bajo las influencia de los diversos métodos terapéuticos y, con claridad, de las corrientes continuas (1) (2).

Este año hemos examinado en nuestro laboratorio la orina de nueve enfermos con parálisis agitante, el análisis de cada se ha hecho dos veces con dos meses de intervalo.

1. Creemos deber resumir dos de los análisis contenidos en la memoria del Sr. Chéron.

Primer caso: 11 años antes del comienzo del temblor. Orinas abundantes y jumentosas y depresión progresiva de las fuerzas físicas e intelectuales.

Cantidad: Elevada al comienzo: 2400 a 2650, caída última a 800.

Densidad: 1020 a 1025.

Reacción: Al comienzo, alcalina.

Urea: Al comienzo 35 gr. luego 25 s 30 gr.

Cloruro de sodio: 8 a 15 gr.

Sulfatos: Al comienzo 2,48— luego 1,04—1,00—2,60– 3,00— 2,70—1,25—4,50, etc. (En general disminución).

Fosfatos: Media fisiológica 2,10 de ácido fosfórico.

En el Sr. X... 5,12—4,55— 3,30—3,52—2,18—2,37— 2,10—2,05—2,15—2,10— 1,90—etc. Bajo la influencia del tratamiento por corrientes continuas

Segundo caso: Debilitamiento físico e intelectual, poliuria, orina jumentosa,. Mucho tiempo antes del comienzo de la afección.

Q.: Al comienzo 2700—2100— 9 gr. 850.

D.: 1022 a 1032.

R.: A veces muy alcalina.

Urea normal: (18 a 30 gr) 9 gr. 10 a 12.

Na.cl. normal. 10 a 15 gr.

Sulf.: 0'96 a 1,80. Disminución en reposo absoluto.

Phosph.: 3,55 a 5 gr. 26 (Muy notable aumento).

2. En un caso de parálisis agitante, el Sr. *Topinard* ha señalado la glicosuria.

C'est la moyenne des résultats obtenus que nous allons donner ici :

La quantité d'urine rendue n'a jamais été au-dessous de 900 gr.; elle n'a jamais dépassé 1700.

La densité a oscillé entre 1015 et 1025.

Jamais nous n'avons constaté la présence de l'albumine, le réactif de Tanret a bien fait naître deux ou trois fois un léger trouble, mais il s'agissait là très probablement de peptones.

Jamais de sucre (nous avons eu recours au polarimètre), jamais d'épithéliums.

L'urine de six malades nous a toujours été remise limpide et sans dépôt, celle des trois autres était trouble et présentait un dépôt assez abondant.

Dans tous les liquides, l'urée a toujours oscillé entre 18 et 26 gr. : la moyenne physiologique, nous avons employé le procédé de Lecomte (oxydation de l'urée par les hypochlorites).

Les chlorures n'ont jamais été au-dessous de 12 gr., ils n'ont pas dépassé 17 gr.; j'ai employé pour leur dosage le procédé de Liebig. Il est basé sur ce principe que le sel de cuisine a la propriété de se transformer par l'action du nitrate mercurique, en sublimé et en nitrate de soude.

Les sulfates ont toujours été au-dessous de la moyenne physiologique. M. Regnard a constaté qu'au lieu de trois grammes d'acide sulfurique il y en avait 1,25 ou 1,50, la plus forte dose que nous ayons rencontrée a été de 1,80, la plus faible de 1,30. Nous avons employé pour ces dosages une solution titrée de chlorure de barium de manière à ce qu'un c. c. du réactif corresponde à dix milligr. d'acide sulfurique.

Es la media de los resultados obtenidos lo que vamos a dar aquí:

La cantidad de orina aportada nunca ha estado por debajo de 900 gr.; nunca ha sobrepasado 1700.

La densidad ha oscilado entre 1015 y 1025.

Nunca hemos comprobado la presencia de albúmina; el reactivo de Tanret ha hecho que aparezca dos o tres veces una ligera turbidez, pero muy probablemente se trataba de peptonas.

Nunca azúcar (hemos tenido que recurrir al polarímetro), nunca epitelios.

La orina de seis pacientes se nos remitió límpida y sin sedimento, la de los otros tres era turbia y presentaba un sedimento abundante.

En todos los líquidos la urea siempre ha oscilado entre 18 y 26 gr.: la media fisiológica; hemos empleado el procedimiento de Lecomte (oxidación de la urea por los hipocloritos).

Los cloruros nunca han estado por debajo de 12 gr., nunca han sobrepasado 17 gr.; para su dosificación he empleado el procedimiento de Liebig. Se base en el principio de que la sal de cocina tiene la propiedad de transformarse por la acción del nitrato mercúrico, en sublimado y en nitrato de sosa.

Los sulfatos han estado siempre por debajo de la media fisiológica. El Sr. Regnard ha comprobado que en lugar de tres gramos de ácido sulfúrico había 1,25 ó 1,50; la dosis más fuerte que hemos encontrado ha sido 1,80, la más débil 1,30. Para estas dosificaciones hemos empleado una solución titulada de cloruro de bario de modo que un c.c. de reactivo corresponde a diez milligr. de ácido sulfúrico.

Les phosphates dans les urines limpides et sans dépôt existaient en quantité normale. La moyenne de l'acide phosphorique trouvé a été de 2 gr. 30. Le dosage de cet acide a été fait également par la méthode des volumes à l'aide d'une solution titrée d'acétate d'urane.

Le réactif a été titré de telle sorte que 1 c. c. correspondait à cinq milligr. d'acide phosphorique.

Chez les trois malades dont les urines nous ont été données troubles et avec un dépôt, nous avons constaté à chaque dosage que la proportion des phosphates était presque le double de celle qui existe à l'état physiologique. La moyenne de l'acide phosphorique a été de 4 gr. 20.

De ces résultats nous croyons pouvoir conclure que dans la paralysie agitante, à l'exception des sulfates qui diminuent, les autres éléments de l'urine ne sont pas sensiblement modifiés. Et bien que nous ayons trouvé trois fois sur neuf une notable augmentation de phosphates, nous n'envisageons pas ce résultat au même point de vue que M. Chéron ; il nous semble plus rationnel, comme M. Bouchon l'a démontré dans sa thèse, d'admettre que la phosphaturie à un moment donné est presque toujours la compagne des affections chroniques.

§ 3. — *Forme de la maladie de Parkinson.*
Formes frustes.

On ignore encore si aux diverses circonstances étiologiques qui favorisent ou déterminent l'apparition de la paralysie agitante correspondent des formes cliniques de la

Los fosfatos en las orinas límpidas y sin sedimento estaban en cantidad normal. La media de ácido fosfórico encontrada ha sido 2 gr. 30. La dosificación de este ácido se ha hecho igualmente por el método de los volúmenes con ayuda de una solución titulada de acetato de uranio.

El reactivo ha sido titulado de manera que 1 c.c. correspondía a cinco miligr. de ácido fosfórico.

En los tres enfermos cuyas orinas se nos entregaron turbias y con sedimento hemos comprobado en cada dosificación que la proporción de los fosfatos era casi el doble de la que existía en estado fisiológico. La media de ácido fosfórico ha sido de 4 gr. 20.

De estos resultados creemos poder concluir que en la parálisis agitante, a excepción de los sulfatos que disminuyen, los otros elementos de la orina no se modifican sensiblemente. Y aunque tres de cada nueve veces hemos encontrado un notable aumento de fosfatos no contemplamos este resultado desde el mismo punto de vista que el Sr. Chéron; nos parece más racional, como el Sr. Bouchon ha demostrado en su tesis, admitir que la fosfaturia en un momento dado es casi siempre el acompañante de las afecciones crónicas.

ʃ3. – *Forma de la enfermedad de Parkinson.*
Formas frustres.

Se ignora todavía si a las diversas circunstancias etiológicas que favorecen o determinan la aparición de la parálisis agitante corresponden formas clínicas de la

maladie, en tant seulement, ainsi que nous l'avons dit plus haut, que la maladie avait un mode de début différent selon qu'elle succédait à des influences morales ou à une autre cause traumatique.

Lorsqu'on examine un certain nombre de sujets, on est cependant frappé de ce fait que chez les uns, la douleur, la sensation de fatigue, la raideur musculaire, l'immobilité des articulations, la sensation subjective de chaleur l'emportent sur le tremblement, tandis que chez les autres, l'agitation musculaire occupe, dans l'appareil symptomatique, la première place. Nous ignorons encore à quelles conditions anatomiques et étiologiques répondent ces différences, mais s'il est utile de les connaître, il faut surtout avoir bien présents à l'esprit les cas où la paralysie agitante ne s'accompagne que d'un tremblement à peine visible et même ne s'accompagne d'aucune espèce de tremblement (1).

M. *Charcot* a désigné ces formes du nom de formes frustes et en a rapporté deux cas remarquables, dont l'un, celui de Mlle G...., se signalait surtout par une absence complète de tremblement, et c'est sur les faits de ce genre qu'il s'appuie pour préférer à la dénomination de paralysie agitante, celle de la maladie de *Parkinson*. La première de ces dénominations peut être, en effet, en tous points mensongère. Car le trouble du mouvement n'est pas de nature véritablement paralytique, et l'agitation fait quelquefois entièrement défaut.

1. *Charcot*. Du tremblement dans la maladie de Parkinson. *Progrès médical*, n° 50. 1876.

enfermedad, sólo en tanto (como hemos dicho más arriba) que la dolencia tenía un modo de comienzo diferente según que siguiera a influencias anímicas o a otra causa traumática.

Cuando se examina cierto número de sujetos, causa impresión sin embargo este hecho de que en unos, el dolor, la sensación de fatiga, la rigidez muscular, la inmovilidad de las articulaciones, la sensación subjetiva de calor predominan sobre el temblor, mientras que en los otros la agitación muscular ocupa el primer lugar en el conjunto de síntomas. Todavía ignoramos a qué condiciones anatómicas y etiológicas responden estas diferencias pero si es útil conocerlas, sobre todo hay que tener en mente los casos en que la parálisis agitante sólo de acompaña de un temblor ligero e incluso no se asocia a ningún tipo de temblor (1).

El Sr. Chacot ha bautizado estas variantes con el nombre de formas frustres y ha descrito algunos casos destacados de ellas, de los que uno, el de la Srta. G..., se caracterizaba sobre todo por la absoluta ausencia de temblor, y es sobre los sucesos de esta especie en los que se apoya para preferir, a la denominación de parálisis agitante, la de enfermedad de Parkinson. La primera de esas denominaciones puede ser, en efecto, de todo punto engañosa. Pues el trastorno del movimiento no es de naturaleza verdaderamente paralítica, y la agitación falta por entero en ocasiones.

1. *Charcot*. Del temblor en la enfermedad de Parkinson. *Progrés médical*, n° 50. 187

§ 4. — *Marche.* — *Terminaison.* — *Pronostic.*

La maladie de *Parkinson* est une affection de longue durée : nous avons vu que les premiers symptômes peuvent être précédés pendant de longues années, d'après M. *Chéron*, par des troubles urinaires dont les principaux sont la polyurie et la phosphaturie, et lorsque le tremblement et la raideur musculaire ont rendu le diagnostic indiscutable, il peut s'écouler, dix ans, vingt ans, et même trente ans avant que la mort survienne plus souvent encore par le fait des complications que par celui de l'affection elle-même.

La paralysie agitante n'est pas moins une des affections les plus terribles qui aient leur siége dans le système nerveux surtout lorsque prédominent les phénomènes de contracture et de raideur musculaire. Immobiles dans leur fauteuil, figés en quelque sorte dans une position fatigante et toujours la même, incapables de se livrer à toute occupation un peu sérieuse et un peu prolongée, privés quelquefois même de la distraction de la lecture, en proie à un tremblement continuel, dormant mal, mangeant avec difficulté, tourmentés par un besoin d'agitation incessant que leur immobilité forcée rend encore plus impérieux, les paralytiques agitants sont d'autant plus malheureux que l'affection qui les a frappés ne guérit presque jamais, sinon jamais et met plus de lenteur à les conduire au tombeau.

Il n'est pas jusqu'à la période cachectique de cette affection qui ne soit interminable et ne puisse durer jusqu'à 3

§ 4. - *Marcha. – Terminación – Pronóstico*

La enfermedad de Parkinson es una afección de larga duración: hemos visto que, según el Sr. Chéron, los primeros síntomas pueden venir precedidos durante largos años por trastornos urinarios, siendo los principales las poliuria y la fosfaturia, y cuando el temblor y la rigidez han hecho indiscutible el diagnóstico, pueden transcurrir diez años, veinte años, e incluso treinta años antes de que sobrevenga la muerte, más a menudo todavía por el hecho de complicaciones por el de la propia afección.

La parálisis agitante no deja de ser una de las afecciones más terribles que tengan lugar en el sistema nervioso, sobre todo cuando predominan los fenómenos de contractura y de rigidez muscular. Inmóviles en su butaca, petrificados en cierta manera en una posición fatigante y sobre todo la misma, incapaces de dedicarse a cualquier aplicación un poco seria y un poco prolongada, privados a veces incluso de la distracción de la lectura, atrapados por un temblor continuo, durmiendo mal, comiendo con dificultad, atormentados por la necesidad incesante de agitarse lo que resulta todavía más imperiosa por su forzada inmovilidad, los paralíticos agitantes son más desgraciados en tanto que la afección que les aflige no cura casi nunca, si no nunca, y hace más lento conducirlos a la tumba.

No es hasta el periodo caquéctico de esta afección que no sea interminable y pueda durar hasta 3

ou 4 ans. Les malades alors s'affaiblissent, tombent dans une sorte de torpeur physique et intellectuelle, leurs facultés mentales s'altèrent, des idées hypochondriaques et mélancoliques s'emparent de leur esprit, des escharres apparaissent au sacrum et le malade meurt soit des progrès mêmes de sa cachexie spéciale, soit d'infection putride comme un des malades de M. Vulpian (1), soit d'une affection intercurrente.

Parmi ces affections intercurrentes une des plus communes est la pneumonie et il est singulier que tandis que les pneumonies tuberculeuses et la tuberculose pulmonaire mettent souvent fin à la vie du malade atteint d'ataxie locomotrice ou de sclérose en plaques, ces lésions pulmonaires n'aient jamais ou presque jamais été constatées à la période ultime de la paralysie agitante. La fréquence de la pneumonie au contraire a été signalée par *Trousseau* et par M. *Charcot* qui l'ont vue mettre fin à la maladie de Parkinson sans avoir pu expliquer la fréquence de cette complication.

Le tremblement s'amende quelquefois pendant la durée de cette pneumonie terminale et dans les derniers jours de la cachexie propre à la maladie qui nous occupe. Chez une malade du service de M. *Charcot* dont l'observation est reproduite dans la thèse de M. *Claveleira*, il avait même complètement disparu l'avant-veille de la mort (2).

1. *Vulpian. Clinique de la Charité.* — Paralysie agitante.
2. Claveleira, de la paralysie agitante, th. 1872.

ó 4 años. Los enfermos entonces se debilitan, caen en una especie de aturdimiento físico e intelectual, se alteran sus facultades mentales, ideas hipocondriacas y melancólicas se apoderan de su mente, aparecen escaras en el sacro y el enfermo muere, sea por la evolución propia de su caquexia especial, sea de infección pútrida como uno de los pacientes del Sr. Vulpian (1), sea de una afección intercurrente.

Entre estas afecciones intercurrentes una de las más comunes es la neumonía y es singular que mientras las neumonías tuberculosas y la tuberculosis pulmonar a menudo ponen fin a la vida del enfermo afectado por ataxia locomotriz o esclerosis en placas, estas lesiones pulmonares no se hayan confirmado nunca o casi nunca en el periodo terminal de la parálisis agitante. La frecuencia de la neumonía por el contrario ha sido señalada por *Trousseau* y por el Sr. *Charcot* que la han visto poner fin a la enfermedad de Parkinson sin haber podido explicar la frecuencia de esta complicación.

En ocasiones el temblor disminuye mientras dura esta neumonía terminal y en los últimos días de la caquexia propia de la enfermedad que nos ocupa. En un paciente del servicio del Sr. *Charcot* cuya observación se reproduce en la tesis del Sr. *Claveleura*, incluso había desaparecido completamente la antevíspera de su muerte (2).

1. *Vulpian. Clinique de la Charité*. – Parálisis agitante.
2. Claveleira, de la parálisis agitante, th. 1872.

———

CHAPITRE III

La paralysie agitante est loin d'être une rareté pathologique : on en rencontre dans les auteurs de nombreuses
observations, il n'est pas de service à l'hôpital où on ne
puisse chaque année en voir plusieurs cas et les hospices
consacrés aux maladies incurables et à la vieillesse en
fournissent des exemples assez nombreux pour que l'on
puisse en faire une étude complète. On pourra se convaincre de ce fait en jetant les yeux sur le tableau qu'a
publié *Ordenstein* de toutes les affections que l'on rencontre à la Salpêtrière tant dans les dortoirs qu'à l'in-
firmerie et dans la division des incurables (1).

Nous allons maintenant passer en revue les différentes
conditions qui déterminent ou du moins qui favorisent le
développement de la maladie de *Parkinson*.

1° *Sexe*. — D'après la plupart des observations, la
fréquence de la maladie de *Parkinson* est à peu de chose
près la même dans l'un et l'autre sexe, et si l'on en a
publié peut-être un plus grand nombre d'observations concernant des malades du sexe féminin, cette différence tient,
sans doute, à ce que l'affection qui nous occupe a surtout
été étudiée, en France du moins, dans un hospice de

1. *Ordenstein.* Loc. cit.

CAPÍTULO III

ETIOLOGÍA

Lejos está la parálisis agitante de constituir una rareza patológica: se encuentra en los autores numerosas observaciones, no hay servicio en el hospital en que no se pueda ver varios casos cada año y los hospicios consagrados a enfermedades incurables y a la vejez suministran ejemplos en número suficiente para que se pueda hacer un estudio completo de ello. Se podrá convencer de este hecho al echar los ojos sobre el cuadro que ha publicado *Ordenstein* de todas las afecciones que se encuentran en la Salpètrière, tanto en los dormitorios como en la enfermería y en la división de incurables (1).

Ahora vamos a revisar las diferentes condiciones que determinan o cuando menos favorecen el desarrollo de la enfermedad de *Parkinson*.

1º *Sexo*. – Según la mayoría de las observaciones, la frecuencia de la enfermedad de *Parkinson* es muy aproximadamente la misma en uno y otro sexo, y si se han publicado, quizá, mayor número de observaciones concerniendo a enfermos del sexo femenino, esta diferencia se sostiene sin duda en que la afección que nos ocupa ha sido estudiada, al menos en Francia, en un hospicio de

1. *Ordenstein*. Loc. cit.

femmes et qu'un grand nombre des travaux qui lui ont été consacrés ont tiré leurs matériaux de la Salpêtrière. M. *Grasset* (1) regarde cependant la paralysie agitante comme un peu plus commune chez la femme que chez l'homme.

2° *Age.* — Il est incontestable que la paralysie agitante est une affection de l'âge mûr et même de la seconde moitié de la vie : depuis quelques années cependant, quelques cas ont été signalés chez de tout jeunes gens et même chez les enfants. Ces cas sont rares, à la vérité, *Huchard* (2) en a observé un exemple chez un enfant de trois ans, *Meschedé* chez un enfant de douze ans, *Fioupe* chez un enfant de quinze ans, *Jones* (3) a consacré un travail à la paralysie agitante infantile, enfin *Duchenne* de Boulogne en a communiqué à M. *Fernet* une observation concernant un jeune homme de seize ans, cultivateur, et de constitution athlétique (4).

Ordenstein qui ne semble pas avoir observé de ces faits exceptionnels de paralysie agitante infantile qui, ainsi que le fait très bien remarquer H. *Jones*, révèlent un caractère spécial et se rapprochent de la chorée procursive, dresse de la fréquence de cette affection aux différents âges, le tableau suivant :

1. *Grasset.* Maladies du système nerveux, 1879.
2. *Huchard.* Observation de paralysie agitante datant de l'âge de trois ans. Union médicale, n° 7.
3. *Handfield Jones.* Clin. lect. on cases of paralisis agitans Britische medical journal 1879.
4. *Fernet.* Loc. cit.

mujeres y que un gran número de los trabajos que le han sido consagrados han obtenido sus materiales de la Salpètrière. El *Sr. Grasset* (1) contempla sin embargo la parálisis agitante como un poco más común en la mujer que en el hombre.

2º *Edad.* – Es indiscutible que la parálisis agitante es una afección de la edad madura e incluso de la segunda mitad de la vida: sin embargo, desde hace algunos años, ciertos casos se han visto en jóvenes e incluso en niños. Estos casos son en verdad raros; *Huchard* (2) ha observado un ejemplo de ello en un niño de tres años, *Meschedé* en un niño de doce años, *Fioupe* en un niño de quince años, *Jones* (3) ha dedicado un trabajo a la parálisis agitante infantil, y finalmente *Duchenne* de Boulogne ha comunicada al *Sr. Fernet* una observación de esto que concierne a un hombre joven de dieciséis años, cultivador, y de constitución atlética (4).

Ordenstein, que no parece haber observado estos hechos excepcionales de parálisis agitante infantil (que, así como destaca muy bien H. Jones, revisten un carácter especial y están próximos a la corea procursiva), diseña la frecuencia de esta afección en las diferentes edades, en la tabla siguiente:

1. *Grasset*. Enfermedades del sistema nervioso, 1879.
2. *Huchard*. Observaciones de parálisis agitante fechada a la edad de tres años. Union mèdicale, nº 7.
3. *Handfield Jones*. Clin. Lect. on cases of paralisis agitans. Britische medical journal 1879.
4. *Fernet*. Loc. cit.

44

Entre 30 et 40 ans 6
— 40 et 50 ans 9
— 50 et 60 ans 5
— 60 et 70 ans 10

D'où il semblerait résulter que la vie comprend deux périodes dans lesquelles la maladie de Parkinon se rencontrerait le plus fréquemment : de 40 à 50 ans, puis de 60 à 70 ans.

3° *Hérédité.* — On connaît quelques faits de transmission héréditaire directe de la paralysie agitante, et l'analyse des observations montre qu'un certain nombre de malades comptent parmi leurs ascendants des névropathes, des alcooliques, ou de véritables aliénés et ce fait joint aux antécédents névropathiques des sujets eux-mêmes tendrait à faire admettre une forme névropathique de la maladie de *Parkinson.*

Une autre forme de cette maladie paraît être la forme arthritique. Un certain nombre de malades ont eu et ont encore au moment de l'invasion du tremblement, des accidents que l'on peut rattacher à l'arthritisme, mais encore leurs ascendants ont présenté des accidents de même nature. L'observation CLX de la clinique de M. *Vulpian* nous en fournit un exemple très-net.

4° *Influences constitutionnelles.* — L'hérédité, d'après M. Leroux (thèse de Paris 1880), occuperait une très-large place dans l'étiologie de cette maladie.

Nous voyons dans les observations III, IV, V, de cette thèse, la maladie exister chez les ascendants avec tous ces caractères et se manifester avec les mêmes caractères de paralysie agitante chez les enfants. Dans les observations

De donde parecería resultar que la vida comprende dos periodos en los cuales la enfermedad de Parkinson se encontraría más frecuentemente: de 40 a 50 años, luego de 60 a 70 años.

3º *Herencia.* – Se conocen algunos hechos de transmisión hereditaria directa de la parálisis agitante, y el análisis de las observaciones muestra que cierto número de enfermos cuenta entre sus ascendientes neurópatas, alcohólicos, o verdaderos alienados y este hecho, único a los antecedentes neuropáticos de los sujetos mismos, tendría que llevar a admitir una forma neuropática de la enfermedad de *Parkinson*.

Otra modalidad de esta enfermedad parece ser la forma artrítica. Cierto número de enfermos han tenido, y tienen todavía en el momento de la invasión del temblor, accidentes que se han podido relacionar con la artritis, pero incluso sus ascendientes han presentado accidentes de la misma naturaleza. La observación CLX de la clínica del Sr. *Vulpian* nos proporciona un ejemplo muy claro de ello.

4º *Influencias constitucionales.* – La herencia, según el Sr. Leroux (tesis de París 1880), ocuparía un lugar muy amplio en la etiología de esta enfermedad.

Vemos en las observaciones III, IV, V, de esta tesis, que existe la enfermedad en ascendientes con todas estas características y se manifiesta con las mismas peculiaridades de parálisis agitante de los niños. En las observaciones

45

VI et VII, à la folie chez les ascendants succède chez ceux qui viennent après la paralysie agitante.

En fait, il résulte de ce travail que l'opportunité morbide étant créée par l'hérédité, le froid humide et une grande frayeur constituent les causes les plus puissantes qui font éclater la maladie.

Il résulte de ce que nous venons de voir et des renseignements que fournit l'étude des antécédents héréditaires et personnels des malades que l'état névropathique d'une part, et la constitution arthritique de l'autre semblent avoir une influence notable sur le développement de la paralysie agitante. Quelques cliniciens parmi lesquels nous citerons M. le professeur *Ball* admettent même une forme rhumatismale de la maladie de Parkinson.

M. *Grasset*, d'autre part, a observé chez une femme de l'hôpital Général de Montpellier un cas de paralysie agitante post-hémiplégique qu'il compare à l'hémichorée post-hémiplégique. Si les faits de ce genre se multipliaient, ils fourniraient certainement un argument de plus à la manière de voir qui rapprocherait la paralysie agitante du groupe des chorées comme l'athétose en a été déjà rapprochée.

Nous signalerons seulement pour mémoire, car il est isolé jusqu'ici, le cas de paralysie agitante observé par *Romberg* à la suite d'un accès de fièvre intermittente.

VI y VII, a la locura entre los ascendientes sucede la que se da en los que viene después de la parálisis agitante.

De hecho, resulta de este trabajo que la oportunidad mórbida que han creado la herencia, el frío húmero y una gran frialdad constituyen las causas más poderosas que hacen brotar la enfermedad.

Resulta, de lo que acabamos de ver y de las informaciones que proporciona el estudio de los antecedentes hereditarios y personales de los enfermos que el estado neuropático por un lado, y la constitución artrítica por el otro, parecen tener una influencia notable sobre el desarrollo de la parálisis agitante. Algunos clínicos entre los cuales citaremos al Sr. Profesor *Ball* admiten incluso una forma reumática de la enfermedad de Parkinson.

Por otra parte, el Sr. *Grasset* ha observado en una mujer del hospital General de Montpellier un caso de parálisis agitante post-hemipléjica que él compara a la hemicorea post-hemipléjica. Si los datos de esta clase se multiplicasen, proporcionarían ciertamente un argumento añadido al enfoque que acercaría a la parálisis agitante al grupo de las coreas como la atetosis ya ha sido vinculada.

Señalaremos sólo para que conste, pues hasta aquí es aislado, el caso de parálisis agitante observando por *Romberg* a continuación de un acceso de fiebre intermitente.

46

INFLUENCE DU CLIMAT.

5° *Causes physiques.* — *Froid. Traumatisme.*

Les causes physiques de la paralysie agitante sont de deux ordres : le froid et le traumatisme.

Le froid humide paraît avoir plus d'influence encore que le froid sec et c'est dans les pays où le climat remplit la première de ces deux conditions que la maladie de Parkinson se montre avec la plus grande fréquence : c'est ainsi que, d'après *Saunders*, elle se rencontre plus souvent qu'ailleurs en Angleterre et dans l'Amérique du nord. Le froid humide accidentel semble avoir aussi une action à l'appui de laquelle on peut citer un certain nombre d'observations. *Gall*, cité par MM. *Charcot* et *Vulpian* rapporte qu'un homme de 41 ans fut pris de tremblement quatre jours après avoir passé sur un bateau à vapeur une nuit pendant laquelle ses habits furent trempés par un orage, *Romberg* (1) cite un homme de Magdebourg qui fut atteint des symptômes caractéristiques de la paralysie agitante peu de temps après avoir été attaqué et dépouillé pas les cosaques pendant une nuit froide et son corps étant en sueur. Il était resté couché dans cet état, pendant plusieurs heures sur la terre humide. Enfin *Betz* et *Charcot* ont observé des cas analogues. Le premier chez un sujet qui s'était lavé la tête à l'eau froide, son corps étant en sueur, le second chez une femme

---

1. *Romberg*, klinische Ergebnisse. Berlin 1846.

5ª *Causas físicas. – Frío. Traumatismo.*

Las causas físicas de la parálisis agitante son de dos categorías: el frío y el traumatismo.

El frío húmedo parece tener más influencia aún que el frío seco y en los países en que el clima cumple la primera de estas dos condiciones es donde la enfermedad de Parkinson se muestra con mayor frecuencia: es así que, según Saunders, se encuentra en Inglaterra y América del norte más a menudo que en cualquier parte. El frío húmedo accidental parece tener también un efecto de apoyo del cual se puede citar cierto número de observaciones. *Gall*, citado por los *Sres. Charcot y Vulpian*, informa que un hombre de 41 años fue presa de temblor cuatro días después de haber pasado en un barco a vapor una noche durante la cual sus ropas fueron empapadas por una tormenta, *Romberg* (1) cita a un hombre de Magdebourg que fue aquejado de los síntomas característicos de la parálisis agitante poco tiempo después de haber sido atacado y desnudado por los cosacos durante una noche fría y en que su cuerpo estaba sudando. Había permanecido acostado en ese estado, durante varias horas sobre la tierra húmeda. Finalmente *Betz* y *Charcot* han observado casos análogos. El primero en un sujeto que se había lavado la cabeza con agua fría, mientras su cuerpo estaba sudando, el segundo en una mujer

1. *Romberg*, klinische Ergebnisse. Berlin 1816.

qui habitait un rez-de-chaussée humide et vendait des gauf-fres en plein air.

Le traumatisme paraît jouer un certain rôle dans la patho-génie de la maladie de Parkinson. *Door* (1) parle d'une jeune fille de dix-neuf ans qui fut prise de tremblement à la suite d'une piqûre d'épine ; mais comme ce tremblement d'a-bord localisé aux membres blessés, puis généralisé, disparut ensuite entièrement le cas de *Door* ne saurait présenter une valeur absolue, il en est autrement des faits observés par *Charcot* dont quelques-uns ont été récemment publiés dans le *Progrès médical* (2).

Une femme se contusionne la cuisse gauche en tombant de voiture ; peu après elle ressent une vive douleur sur le trajet du sciatique et bientôt survient un tremblement carac-téristique, qui d'abord localisé au membre blessé, se géné-ralise peu à peu. Une autre malade fut prise de tremble-ment à la suite d'une douleur violente ressentie sur le par-cours des nerfs de la jambe et du pied.

Ces influences : refroidissement et traumatisme semblent s'être réunies chez le nommé F... dont nous publions l'ob-servation recueillie par M. *Chambard* à la clinique de Sainte-Anne. Cet homme, chargé de cimenter des blocs d'acier à la Monnaie, travaillant toute la journée dans une pièce où se trouvaient des fours à réverbère et dont la tem-pérature s'élevait à plus de quarante degrés, était, sans nul doute, exposé à de nombreux refroidissements ; mais d'autre part l'action d'exposer son bras droit au rayonnement

1. *Door* cité pas *Charcot*.
2. *Charcot, Progrès Médical* 1878.

que vivía en una planta baja húmeda y vendía gofres en el exterior.

El traumatismo parece desempeñar cierto papel en la patogenia de la enfermedad de Parkinson. *Door* (1) habla de una joven de diecinueve años que fue aquejada de temblor a continuación del pinchazo de una espina; pero como este temblor, localizado al principio en los miembros heridos, luego generalizado, desapareció por completo a continuación el caso de *Door* no sabría presentar un valor absoluto; de otro modo son los hechos observados por *Charcot* de los que algunos han sido publicados recientemente en el *Progrès mèdical* (2).

Una mujer se contusiona el muslo izquierdo al caer del coche; poco después se resiente de un vivo dolor en el trayecto del ciático y pronto sobreviene un temblor característico que, localizado al principio en el miembro herido, se generalizad poco a poco. Otro enfermo fue afectado por temblor a continuación de un dolor violento que sentía sobre le recorrido de los nervios de la pierna y del pie.

Estas influencias: enfriamiento y traumatismo parecen conjugarse en el llamado F... del que publicamos la observación recogida por el *Sr. Chambard* en la clínica de Santa Ana. Este hombre, encargado de enfriar bloques de acero en la Moneda, trabajando toda la jornada en una habitación donde se encontraban hornos de reverberación y cuya temperatura se elevaba a más de cuarenta grados, estaba, sin duda alguna, expuesto a numerosos enfriamientos; pero por otra parte la acción de exponer su brazo derecho a la radiación

1. *Door* citado por *Charcot*.
2. *Charcot, Progrès Médical* 1878.

d'un foyer ardent, de le plonger ensuite dans l'eau froide, constituait pour les nerfs de ce bras un traumatisme d'une nature spéciale et constamment répété. Ce traumatisme a pu certainement jouer un rôle dans la détermination et la localisation du tremblement qui a commencé par le bras qui y était exposé.

6° *Causes morales.* — Les émotions vives, les secousses morales violentes, un chagrin inattendu, une grande et subite frayeur, ont une influence incontestable sur le développement de la paralysie agitante, et les observations qui le démontrent sont loin d'être rares. Tout le monde connaît le cas d'*Oppolzer* concernant un bourgeois de Vienne effrayé par la chute d'une bombe, et les sièges de Paris et de Strasbourg ont permis de recueillir un certain nombre de faits analogues (observation de *Kots* et de *Fioupe*). *Charcot* rapporte l'histoire d'une femme de garde-national qui ayant vu, en 1832, pendant les émeutes de Paris le cheval de son mari revenir désarçonné, craignit que son mari n'eût été tué et se mit à trembler le jour même. M. *Hillairet* observa le même fait sur un homme qui vit son fils tué sous ses yeux.

7° *Considérations générales sur l'étiologie de la paralysie agitante.* — L'analyse des causes prédisposantes et déterminantes de la paralysie agitante, semble démontrer que cette affection ne relève pas d'une cause unique, et nous permet d'espérer que lorsque l'attention se sera suffisamment portée sur son étiologie, on pourra en distinguer plusieurs espèces différentes, sinon au point de vue symptomatique, du moins au point de vue étiologique.

Dès à présent, nous croyons pouvoir tenter, à titre

de una chimenea abrasadora, de sumergirlo enseguida en agua fría, constituía para los nervios de este brazo un traumatismo de naturaleza especial y repetido constantemente. Este traumatismo ha podido ciertamente desempeñar un papel en determinar y en la localización del temblor que ha comenzado por el brazo que allí estaba expuesto.

6º *Causas anímicas.* – Las emociones vivas, las sacudidas violentas del ánimo, una pena desatendida, un miedo grande y repentino, tienen una influencia incuestionable en el desarrollo de la parálisis agitante, y las observaciones que lo demuestran están lejos de ser raras. Todo el mundo conoce el caso de *Oppolzer* que concierne a un burgués de Viena aterrado por la caída de una bomba, y los asedios de Paris y de Estrasburgo han permitido recoger cierto número de hechos análogos (observación de *Kots* y de *Fioupe*). *Charcot* describe la historia de una mujer de la guardia nacional que habiendo visto, en 1831, durante los motines de París el caballo de su marido volver desmontado, temió que su marido hubiera muerto y se puso a temblar ese mismo día. El Sr. *Hillairet* observó el mismo hecho en un hombre que vio con sus propios ojos matar a su hijo.

7º *Consideraciones generales sobre la etiología de la parálisis agitante.* – El análisis de las causas predisponentes y determinantes de la parálisis agitante, parece demostrar que esta afección no recoge una causa única, y nos permite esperar que, cuando la atención se dirija suficientemente sobre la etiología, se podrá distinguir varias especies diferentes, si no desde el punto de vista sintomático, al menos desde la perspectiva etiológica.

Desde ahora, creemos poder intentar, a título

d'essai, de diviser les cas actuellement connus en trois catégories :

Les uns surviennent chez des sujets nerveux et souvent héréditairement prédisposés aux maladies nerveuses. L'invasion de la maladie est brusque et souvent déterminée par une cause morale impressionnant violemment et subitement le système nerveux. Cette forme, s'il fallait lui donner un, nom, mériterait celui de forme névropathique.

La seconde catégorie pourrait être désignée du nom de paralysie agitante rhumatismale. Les sujets qui en sont frappés ont présenté des manifestations diverses de l'arthritis ou sont héréditairement prédisposés à cette maladie constitutionnelle. Chez eux, l'affection débute insidieusement, progresse lentement, et semble se caractériser par la prédominance de la raideur musculaire et des troubles de la sensibilité. Elle reconnaîtrait souvent aussi comme cause déterminante l'action du froid et surtout du froid humide.

Une troisième catégorie de cas enfin, comprend ceux dans lesquels le tremblement a succédé à un traumatisme ou à une irritation longtemps répétée portant sur un tronc nerveux. Son début et son invasion pourraient être lents ou rapide,s et le nom de paralysie agitante réflexe pourrait lui être consacré.

de ensayo, dividir los casos actualmente conocidos en tres categorías:

Unos sobrevienen en sujetos nerviosos y a menudo predispuestos hereditariamente a las enfermedades nerviosas. La invasión de la enfermedad es brusca y a menudo determinad por una causa moral que impresiona violenta y repentinamente el sistema nervios. Esta forma, si necesitáramos darle un nombre, merecería el de forma neuropática.

La segunda categoría podría designarse con el término de parálisis agitante reumático. Los sujetos a los que afecta han presentado manifestaciones diversas de artritis o están predispuestos hereditariamente a esta enfermedad constitucional. En ellos, la afección comienza insidiosamente, progresa con lentitud, y parece caracterizarse por el predominio de la rigidez muscular y de los trastornos de sensibilidad. Ésta reconoce a menudo como causa determinante la acción del frío y sobre todo del frío húmedo.

Una tercera especie de casos, finalmente, comprende aquellos en los que el temblor ha sucedido a un traumatismo o a una irritación repetida soportada mucho tiempo por un tronco nervioso. Su comienzo y su propagación podrían ser lentos o rápidos, y podría considerarse darle el nombre de parálisis agitante refleja.

—————

CHAPITRE IV

Le diagnostic de la paralysie agitante doit être fait à toutes les périodes de son évolution. Nous en indiquerons les principaux éléments à ses périodes latente, d'invasion, d'état et terminale.

1° *Période latente.* — D'après M. *Chéron*, dont nous avons cité le travail en parlant des troubles de la sécrétion urinaire, les symptômes pathognomoniques de la paralysie agitante seraient longuement préparés par un épuisement de l'organisme en général et de la substance nerveuse en particulier. Cet épuisement caractérisé par un affaissement des forces physiques et des facultés intellectuelles, se traduirait par des modifications de la sécrétion urinaire dont la polyurie et la phosphaturie seraient les principaux éléments.

M. *Chéron* pense qu'il y aurait une grande importance à reconnaître la maladie à cette période que nous appellerions volontiers : période latente. Les résultats thérapeutiques qu'il a obtenus lui semblent permettre d'espérer alors de la guérir. En présence des symptômes généraux qu'il décrit, on devra donc désormais, au lieu de se contenter de rechercher dans l'urine la glucose ou l'albumine, y doser encore les phosphates et lorsqu'on aura reconnu leur augmentation, penser à la période préparatoire de la

CAPÍTULO IV

DIAGNÓSTICO

El diagnóstico de la parálisis agitante debe hacerse en todos los periodos de su evolución. Indicaremos los principales elementos en sus periodos latente, de invasión y de estado terminal.

1º *Periodo latente.* – Según el Sr. *Chéron*, del que hemos citado su trabajo hablando de los trastornos de la secreción urinaria, los síntomas patognomónicos de la parálisis agitante serían preparados largamente por un agotamiento del organismo en general y de la sustancia nerviosa en particular. Este agotamiento caracterizado por un desplome de las fuerzas físicas y de las facultades intelectuales, se traduciría en modificaciones de la secreción urinaria cuyos primeros elementos serían la poliuria y la fosfaturia.

El Sr. *Chéron* piensa que tendría gran importancia reconstruir la enfermedad en ese periodo que bien llamamos periodo latente. Los resultados terapéuticos que él ha obtenido le parece que permiten pueda esperarse entonces curarla. En presencia de los síntomas generales que él describe, se deberá pues, a partir de ahora, en lugar de contentarse con indagar en la orina la glucosa o la albúmina (y dosificar además los fosfatos y cuando se haya reconocido su aumento), pensar en el periodo preparatorio de la

maladie de Parkinson et diriger le traitement en conséquence. Cela serait parfait si nos analyses d'urine ne nous
engageaient à mettre en doute l'existence de la phosphaturie qui fait la base du raisonnement de M. *Chéron*.

2° *Période d'invasion.* — Lorsque le tremblement succède d'emblée à une émotion morale ou lorsqu'il se montre
rapidement à la suite de toute autre influence, il faut
en établir le diagnostic différentiel avec d'autres affections
que nous signalerons plus loin, mais il n'en est pas toujours ainsi et nous avons vu que la maladie de Parkinson
pouvait s'annoncer par des douleurs névralgiformes et rhumatoïdes qui pourraient être confondues avec de véritables
douleurs rhumatismales. Le diagnostic sera, dans certains
cas, d'autant plus difficile que l'analyse des observations
nous montre que beaucoup de malades ont eu déjà de véritables manifestations rhumatismales ou ont reçu l'arthritisme
en héritage pathologique.

Ce point de diagnostic différentiel que les auteurs nous
paraissent avoir laissé dans l'ombre, mériterait sans doute
d'être étudié de plus près. En présence d'un cas pareil, le
clinicien n'a, dès à présent, d'autres ressources que d'épier
l'apparition de la raideur musculaire et surtout le tremblement qui ne sauraient se faire longtemps attendre. Dans
certains cas, l'inscription graphique des contractions musculaires par les procédés que nous avons indiqués plus haut
pourront rendre quelque service au diagnostic ; il en est
de même de l'écriture qui, ainsi que le remarque M. *Charcot*, paraît souvent tremblée, irrégulière, anguleuse, alors
que l'inspection du membre ne décèle encore aucune agitation.

enfermedad de Parkinson y dirigir el tratamiento en consecuencia. Eso sería perfecto si nuestros análisis de orina no nos invitaran a poner en duda la existencia de fosfaturia que es la base del razonamiento del Sr. *Chéron*.

2º *Periodo de invasión*. – Cuando el temblor sucede desde el principio a una emoción anímica, o cuando aparece rápidamente a continuación de cualquier otra influencia, hace falta establecer el diagnóstico diferencial con otras afecciones que señalaremos más adelante, pero no siempre es así y hemos visto que la enfermedad de Parkinson podía anunciarse por dolores neurálgicos y reumatoides que podrían confundirse con verdaderos dolores reumáticos. El diagnóstico será, en ciertos casos, más difícil en tanto que el análisis de las observaciones nos muestra que muchos de los enfermos han tenido ya verdaderas manifestaciones reumáticas o han padecido la artritis como herencia patológica.

Este punto de diagnóstico diferencial que nos parece que los autores han dejado en sombra, merecería sin duda ser estudiado más de cerca. En presencia de un caso similar, el clínico no tiene, en el presente, otros recursos que vigilar la aparición de la rigidez muscular y sobre todo del temblor que no deberían hacerse esperar mucho tiempo. En algunos casos, la inscripción gráfica de las contracciones musculares por los procedimientos que hemos indicado más arriba podría proporcionar algún servicio al diagnóstico; lo mismo en cuanto a la escritura que, así como destaca el Sr. *Charcot*, parece a menudo temblorosa, irregular, angulada, mientras que la inspección del miembro no desvela todavía ninguna agitación.

52

3° *Périodes d'etat et terminale.* — Rien n'est plus juste que de diagnostiquer la paralysie agitante lorsque tous les symptômes sont réunis et suffisamment développés : nous devrons cependant dire quelques mots des formes frustes et du diagnostic différentiel du tremblement qui lui est propre avec quelques autres tremblements.

M. *Charcot* a bien posé le caractère de ce qu'il a appelé, comme pour certaines formes d'ataxie locomotrice, les formes frustes de la paralysie agitante. Le tremblement fait défaut comme dans l'observation de la femme G..., ou, du moins, est très difficilement perceptible, mais d'une part, les procédés graphiques, qui sont pour les mouvements de quelque nature qu'ils soient, un véritable procédé d'amplification microscopique, peuvent les mettre en évidence, et d'autre part, la raideur musculaire, la propulsion et la rétropulsion, l'immobilité de la face, la sensation subjective de chaleur qui porte les malades à se découvrir, sont des symptômes qui ne manquent jamais tous à la fois et qu'on ne rencontre guère que dans la maladie de *Parkinson.*

Lorsque le tremblement existe et c'est de beaucoup le cas le plus fréquent, peut-on le confondre avec d'autres tremblements? Nous croyons pouvoir répondre hardiment par la négative au moins pour l'immense majorité des cas. Ce tremblement qui revêt un caractère singulièrement intentionnel à ce point que les malades semblent rouler une boulette ou presser la pédale d'un tour est absolument pathognomonique. Le tremblement sénile en diffère précisément par ce caractère important et par l'agitation propre de la tête. Quant aux tremblements névropathique, alcoolique, saturnin, et aux mouvements irréguliers ou rythmiques

3º *Periodos de estado y terminal*. No hay nada más exacto que diagnosticar la parálisis agitante cuando todos los síntomas están asociados y suficientemente desarrollados: sin embargo debemos decir algunas palabras de las formas frustres y del diagnóstico diferencial del temblor que le es propio con el de algunos de los otros temblores.

El Sr. *Charcot* ha planteado bien la característica de la que él ha llamado (como se hace en ciertas formas de ataxia locomotriz) las formas frustres de la parálisis agitante. Falta el temblor, como en la observación de la mujer G..., o, al menos, es difícil de percibir, pero por una parte, los procedimientos gráficos que son para los movimientos, sea cual sea su naturaleza, un verdadero método de amplificación microscópica, pueden ponerlos en evidencia y, por otro lado, la rigidez muscular, la propulsión y retropulsión, la inmovilidad de la cara, la sensación subjetiva de calor que lleva a los enfermos a destaparse, son síntomas que nunca faltan todos a la vez y que apenas se encuentran salvo en la enfermedad de Parkinson.

Cuando el temblor existe y es con mucho ése el caso más frecuente, ¿puede confundirse con otros temblores? Creemos poder atrevernos a negarlo al menos en la inmensa mayoría de casos. El temblor que reviste un carácter singularmente intencional hasta el punto que los pacientes parecen enrollar una bolita o apretar el pedal de un torno es absolutamente patognomónico. El temblor senil se diferencia precisamente por esta importante característica y por la agitación de la cabeza misma. En cuanto a los temblores neuropático, alcohólico, por saturnismo, y a los movimientos irregulares o rítmicos

de chorée simple et rythmique, ils ne sauraient lui être un instant comparés. M. *Chambard* nous a cependant montré l'observation d'une hystérique du service de M. *Proust* chez qui un tremblement du bras droit simulait et rappelait de loin celui de l'affection qui nous occupe, mais chez cette malade les mouvements si caractéristiques du pouce et des doigts faisaient défaut.

Nous ne sommes plus au temps où l'on devait établir avec soin le diagnostic différentiel de la sclérose en plaques et de la paralysie agitante, la première de ces maladies est aujourd'hui bien connue.

Le tremblement de la paralysie agitante est constant : il peut diminuer sous l'influence du repos physique et moral, mais il ne disparaît jamais entièrement et peut redoubler alors même que le malade ne se livre à aucun mouvement ; dans la sclérose en plaques, au contraire, le tremblement n'existe que pendant les mouvements volontaires et occupe aussi bien la tête que les membres. Ses caractères sont entièrement différents dans l'une et l'autre de ces deux maladies : un malade atteint de paralysie agitante, porte-t-il un verre à ses lèvres, il le fait avec la lenteur et la raideur que nous avons signalées, sa main est secouée par le tremblement caractéristique, mais il mène le verre droit au but qu'il lui a assigné ; il en est tout autrement dans la sclérose en plaques : au fur et à mesure que le verre que le malade veut porter à ses lèvres s'en approche, il décrit des oscillations de plus en plus grandes et de plus en plus irrégulières et le but est presque toujours manqué.

de corea simple y rítmica, no podrían comparársele ni por un instante. No obstante, el Sr. *Chambard* nos ha mostrado la observación de una histérica del servicio del Sr. *Proust* en la que un temblor del brazo derecho simulaba y recordaba de lejos el de la afección que nos ocupa, pero en esta enferma faltaban los movimientos tan peculiares del pulgar y de los dedos.

Ya es tiempo de establecer con cuidado el diagnóstico diferencial de la esclerosis en placas y de la parálisis agitante; la primera de estas enfermedades hoy es muy conocida.

El temblor de la parálisis agitante es constante: puede disminuir bajo la influencia del reposo físico y anímico, pero nunca desaparece del todo y puede redoblarse entonces aunque el paciente no de ocupe en ningún movimiento; en la esclerosis en placas, por el contrario, el temblor no aparece más que durante los movimientos voluntarios y afecta tanta a la cabeza como a los miembros. Sus características son completamente diferentes en una y otra de estas enfermedades: un paciente con parálisis agitante, al llevar un vaso a sus labios, lo hace con la lentitud y rigidez que hemos señalado, su mano es sacudida por el temblor típico, pero llevo el vaso directo al término que le ha asignado; esto es completamente diferente en la esclerosis en placas: al mismo tiempo que el vaso que el enfermo quiere llevarse a los labios se aproxima, describe oscilaciones cada vez más grandes y más irregulares y casi siempre falla en su objetivo.

54

Nous rencontrons, en outre, dans la seconde de ces
affections des symptômes qui manquent absolument dans
la première et qui répondent aux différentes localisations
des plaques cérébro-spinales, parmi ces symptômes, nous
citerons notamment les troubles intellectuels, les troubles
de la vision et de l'audition, les vertiges, les attaques apoplectiformes, le nystagmus, l'embarras de la parole qui est
remarquablement scandée et tous les symptômes, en un
mot, qui indiquent des lésions en foyer et localisées du
système nerveux central.

Nous devons cependant citer une observation que nous
ne connaissons, il est vrai, que par une analyse, qui semblerait montrer que dans un cas des plaques scléreuses du
système nerveux ont pu déterminer un complexus symptomatique plus ou moins analogue à celui de la maladie de
Parkinson ; nous voulons parler d'un fait récemment publié par *Schultze* (1) relatif à un malade dont le bras gauche était animé d'un tremblement continuel et rhythmique
semblable à celui qui caractérise l'affection décrite par *Par-*
kinson et qui mourut de pneumonie pendant le cours de
laquelle le tremblement avait entièrement disparu. Ce malade avait, en outre, de la titubation et des vertiges. On
trouva à l'autopsie des plaques scléreuses de la moelle localisées surtout à la partie postérieure de la moelle lombaire.

Il nous faudrait pour connaître cette observation, l'avoir
lue dans le texte ; mais rien ne s'oppose à admettre soit la

1. Uber der verhalniss der paralysis agitans gur multiple sclerose
des Rückenmarkes. F. *Schultze* arch. für path. anat. und pysiol.
LVIII. p. 120,

Reencontramos, además, en la segunda de estas afecciones síntomas que faltan absolutamente en la primera y que responden a las diferentes localizaciones de las placas cerebro-espinales; entre estos síntomas, citaremos destacadamente los trastornos intelectuales, los trastornos de la visión y de la audición, los vértigos, los ataques apoplectiformes, el nistagmo, el problema de la palabra que es notoriamente escándida y todos los síntomas, en una palabra, que indican lesiones focales y localizadas del sistema nervioso central.

Debemos sin embargo citar una observación que no conocemos, es cierto, más que por un análisis, que parecería mostrar que en un caso de las placas escleróticas del sistema nervioso de pudo determinar un complejo sintomático más o menos análogo al de la enfermedad de Parkinson; queremos hablar de un hecho recientemente publicado por *Schultze* (1) relativo a un enfermo cuyo brazo izquierdo estaba estimulado por un temblor continuo y rítmica parecido al que caracteriza a la afección descrita por *Parkinson* y que murió de neumonía en el curso de la cual el temblor había desaparecido por entero. Este paciente tenía, además, titubeo y vértigos. En la autopsia se encontraron placas escleróticos de la médula localizadas sobre todo en la parte posterior de la médula lumbar.

Nos habría hecho falta, para conocer esta observación, haberla leído en el texto; pero nade se opone a admitir, sea la

---

1. Uber der verhaloiss der paralysis agitans gur multiple sclerose des Rückenmarkes. F. *Schultze* arch. Für path. anat. und pysiol. LVIII. p. 120.

concomitance des deux affections soit la présence de lésions déterminant non la maladie de Parkinson ou même un de ses phénomènes. Ne voit-on pas chaque jour une lésion cérébrale déterminer un des symptômes de l'hystérie, soit l'hémianesthésie, soit l'hémichorée sans créer pour cela cette névrose.

———————

concomitancia de las dos afecciones sea la presencia de lesiones que no determinan la enfermedad de Parkinson o incluso uno de sus fenómenos. No se ve todos los días una lesión cerebral que determine uno de los síntomas de la histeria, sea la hemianestesia, sea la hemicorea sin creer por ello esta neurosis.

———

CHAPITRE V

ANATOMIE PATHOLOGIQUE

Bien que d'assez nombreuses autopsies de paralysie agitante aient été faites et quelques unes par des hommes autorisés, l'anatomie pathologique de cette affection reste encore inconnue et aucun fait anatomique certain ne vient détruire la présomption qui repose sur les faits cliniques de la nature névropathique de la maladie de Parkinson.

Les autopsies faites jusqu'à ce jour peuvent en effet se ranger en deux grandes classes comprenant la première celles qui ont donné des résultats négatifs et la seconde celles qui ont permis de constater les lésions du centre nerveux que l'on peut rattacher de près ou de loin à la paralysie agitante.

A la première classe appartiennent les faits de *Ollivier*, *Simon*, *Kuhne*, et trois autopsies de M. *Charcot* (1).

La seconde comprend un grand nombre d'autopsies dans lesquelles les lésions les plus diverses ont été vues, nous n'indiquerons que les principales :

Lebert (2) a trouvé un foyer de sclérose avec rétraction siégeant dans la partie supérieure de la moelle épinière.

Cohn une atrophie de la moelle, au niveau de la deu-

1. Voir la thèse d'*Ordensein*.
2. *Lebert*. arch. der Praktischen Medic, Tübingen 1860.

CAPÍTULO V

ANATOMÍA PATOLÓGICA

Aunque se hayan hecho bastante número de autopsias y algunas por hombres de autoridad, la anatomía patológica de esta afección permanece aún desconocida y ningún dato anatómico cierto viene a destruir la presunción que se basa en los hechos clínicos sobre la naturaleza neuropática de la enfermedad de Parkinson.

Las autopsias realizadas a día de hoy pueden en efecto colocarse en dos grandes categorías, comprendiendo la primera las que han dado resultados negativos y la segunda las que han permitido comprobar las lesiones del centro nervioso que se pueden relación de cerca o de lejos con la parálisis agitante.

A la primera categoría pertenecen los datos de *Ollivier, Simon, Kuhne,* y tres autopsias del Sr. *Charcot* (1).

La segunda comprende gran número de autopsias se han visto las lesiones más diversas; no indicaremos más que las principales:

Lebert (2) ha encontrado un foco de esclerosis con retracción situado en la parte superior de la médula espinal.

Cohn una atrofia de la médula al nivel de la segunda

1. Ver la tesis de *Ordensein.*
2. *Leber.* arch. Der Praktischen Medic. Tübigen 1860.

xième cervicale. *Caylay Murchison* une sclérose médullaire
corticale avec élargissement du canal central qui était rem-
pli de cellules semblables à des leucocytes : ces lésions sié-
geaient aux régions cervicale et dorsale (1). *Charcot* et
Joffroy dans trois cas ont noté des lésions du canal central :
catarrhe de l'épithélium épendymaire, sclérose et prolifé-
ration nucléaire de l'épendyme et une pigmentation notable
des cellules nerveuses de la colonne de *Clarke* (2).

Dans une autre catégorie de cas ce sont les lésions
de l'encéphale qui semblent dominer. *Marshall Hall* a
trouvé une sclérose du pont de Varole et des tubercules
quadrijumeaux, *Leubuscher* une tumeur du pont de
Varole, *Cohn*, une atrophie du cerveau, *Rosenthal*, un ramollissement du pont de Varole et d'une partie de la moelle
allongée, *Leyden* une tumeur sarcomateuse de la couche
optique avec ramollissement de la protubérance annulaire
Chvostek enfin une encéphalite avec induration de la corne
d'Ammon.

Nous rangerons dans une troisième catégorie les cas
dans lesquels les lésions ont été constatées à la fois dans la
moelle et dans l'encéphale et nous citerons ceux de *Parkinson* qui trouva une augmentation de volume avec induration du pont de Varole, de la moelle allongée et de la
portion cervicale de la moelle et qui ajoute que les nerfs de
la langue et du bras étaient « comme tendineux » — de
Stoffello et Oppolzer : atrophie du cerveau avec hydropi-
sie secondaire des ventricules et des méninges, kyste apoplec-

1. *Loc. cit.*
2. *Joffroy*. Mémoire de *la Société de biologie* 1871.

cervical. *Caylay Murchison* una esclerosis medular cortical con ensanchamiento del canal central que estaba llena de células semejantes a leucocitos: estas lesiones se situaban en las regiones cervical y dorsal (1). *Charcot* y *Joffroy* en tres casos han observado lesiones del canal central: inflamación del epitelio ependimario, esclerosis y proliferación nuclear del epéndimo y una notable pigmentación de las células nerviosas de la columna de *Clarke* (2).

En otra categoría de casos están las lesiones en que parecen predominar las del encéfalo. *Marshll Hall* ha encontrado una escloris del puente de Varolio y de los tubérculos cuadrigéminos, *Leubuscher* un tumor del puentre de Varolio, *Cohn*, una atrofia del cerebro, *Rosenthal*, un reblandecimiento del puente de Varolio y de una parte alargada de la médula, *Leyden* un tumor sarcomatoso del tálamo óptico con reblandecimiento de la protuberancia anular; *Chvostek* finalmente una encefalitis con induración del cuerno de Ammon.

Colocaremos en una tercera categoría los casos en los cuales las lesiones han sido comprobadas a la vez en la médula y en el encéfalo y citaremos las de Parkinson que encontró un aumento de volumen con induración del puente de Varolio, de la médula alargada y de la porción cervical de la médula y que añade que los nervios de la lengua y del brazo eran "como tendinosos" – de *Stoffello y Oppolzer*: atrofia del cerebro con hidropesía secundario de los ventrículos y de las meninges, quiste apopléctico

---

1. *Loc. Cit.*
2. *Joffroy*. Memoria de la *Societé de biologie* 1871.

tique de la couche optique, pont et moelle allongés fortement indurés, artères de la base calcifiés, cordons laté-
raux de la moelle surtout à la région lombaire, traversés
par les traînées opaques, grises, formées de tissu conjonctif
nouveau ; enfin le cas de *Skoda* et *Meschede* qui consta-
tèrent des lésions qu'il est permis aujourd'hui de rattacher
à la sclérose en plaques. Signalons aussi pour mémoire
une observation de *Nixon* (1) qui ne trouva que les lésions
artérielles généralisées.

On voit d'après ces faits, combien sont diverses les
lésions rencontrées dans les autopsies de paralysie agitante
et nous pouvons avec M. *Charcot*, faire des cas de cet ordre
deux parts comprenant : l'une des cas de la sclérose en pla-
que méconnue cliniquement, l'autre des lésions très diverses
qui par leur diversité même de nature et de siège repous-
sent tout rapport pathogénique avec la maladie de Parkinson qui reste, jusqu'ici, étiologiquement, cliniquement et
anatomiquement, une névrose.

Une manière de voir, pour ainsi dire, mixte, ressort cependant d'un mémoire intéressant de M. *Demange* (2) que
nous ne pouvons passer sous silence après avoir rappelé les
recherches de M. *Charcot*, M. *Demange* aborde l'exposé de
ses propres recherches anatomo et physio-pathologiques,
faites en commun avec M. *Buraban*. Ces recherches lui
ont montré dans la moelle les altérations suivantes :

1. *Nixon*. Peculiar post mortem appearances of the heart and
brain in a case of paralysis agitans following nervous Schock — *The.
médical. press. and circulur.* — 26 février 1873.

2. *Demange*. Essai sur l'anatomie et la physiologie pathologique de
la paralysie agitante, *Revue médicale de l'Est.* 15 octobre 1879.

del tálamo óptico, protuberancia y médula alargados, muy endurecidos, arterias de la base calcificadas, cordones laterales de la médula, sobre todo en la región lumbar, atravesados por estelas opacas, grises, formadas del nuevo tejido conjunto; finalmente, el caso de *Skoda* y *Meschede* que apreciaron lesiones que hoy se permite relacionar con la esclerosis en placas. Señalemos también a título de indicación una observación de *Nixon* (1) que no encontró más que las lesiones arteriales generalizadas.

Se ve después de estos hechos, qué diversas son las lesiones encontradas en las autopsias de parálisis agitante y podemos con el Sr. Charcot, hace de los casos de este tipo dos partes comprendiendo: una, casos de esclerosis en placas desconocida clínicamente; la otra, lesiones muy diversas que por su diversidad tanto de naturaleza como de situación rechazan toda relación patogénica con la enfermedad de Parkinson que permanece, hasta aquí, etiológicamente, clínicamente y anatómicamente, como una neurosis.

Una perspectiva, por así decir, mixta, incumbe sin embargo a una interesante memoria del Sr. *Demange* (2) que no podemos silenciar después de haber aludido a las investigaciones del Sr. *Charcot*; el Sr. *Demange* aborda la exposición de sus propias indagaciones anatomo y fisio-patológicas, hechas en común con el Sr. Baraban. Estas investigaciones le han mostrado en la médula las siguientes alteraciones:

1. *Nixon*. Peculiar post mortem appearances of the heart and brain in a case of paralysis agitans following nervous Schock – *The. medical. press. and circulur.* – 26 febrero 1873.
2. *Demange*.Ensayo sobre la anatomía y la fisiología patológica de la parálisis agitante, *Revue médicale de l'Est.* 15 octubre 1879

59

1° Périépendymite avec oblitération du canal de l'épendyme et pigmentation des cellules de la colonne vésiculeuse
de Clarke.

2° Irritation des racines postérieures.

3° Sclérose du cordon de Goll.

4° Myélite interstitielle très peu marquée, disséminée en
quelques points des cordons antéro-latéraux.

M. *Demange* attache surtout de l'importance à l'altération des cellules de Clarke et de la substance grise périé-
pendymaire. L'altération, très légère d'ailleurs, porterait sur
la région sensitive de la moelle et déterminerait par voie
réflexe les troubles moteurs. Ce n'est là qu'une hypothèse
et ces lésions n'expliquent nullement les autres symptômes de la paralysie agitante. L'auteur de ce mémoire
nous paraît bien inspiré en considérant ces lésions, non
comme primitives mais bien comme consécutives à un trouble fonctionnel qui peut les précéder de longtemps et s'ex-
plique ainsi les cas négatifs observés à l'autopsie.

1º Periependimitis con obliteración del canal del epédimo y pigementación de las células de la columna vesicular de Clarke.

2º Irritación de las raíces posteriores.

3º. Escleroris del cordón de Goll.

4º Mielitis intesticial muy poc marcada, diseminada en algunos puntos de los cordones ántero-laterales.

El Sr. *Demange* atribuye importancia sobre todo a la alteración de las células de Clarke y de la sustancia gris periependimaria. La alteración, muy ligera por otra parte, alcanzaría a la región sensitiva de la médula y determinaría por vía refleja los trastornos motores. Eso no es más que una hipótesis y estas lesiones no explican en modo alguno los otros síntomas de la parálisis agitante. El autor de esta memoria nos parece bien inspirado y considera estas lesiones, no como primitivas, sino más bien como consecutivas a un trastorno funcional que puede precederlas mucho tiempo y se explica así los casos negativos observados en la autopsia.

CHAPITRE VI

THÉRAPEUTIQUE

D'après M. *Charcot*, il existe des cas incontestables de guérison de la paralysie agitante, mais en présence de la diversité des indications qui ont été opposées à cette maladie et des résultats contradictoires qu'ils ont donnés, il est bien difficile de décider si ces quelques cas de guérison lui sont véritablement dus. Nous allons néanmoins les passer rapidement en revue.

Quelques auteurs ont essayé de traiter la maladie de Parkinson par les médications toniques, Elliotson vit guérir un malade auquel il avait administré du sous-carbonate de fer à haute dose, mais le même médicament échoue plus tard entre ses propres mains et entre celles d'*Oppolzer* et d'un certain nombre d'autres observateurs. Seul *Romberg* obtint une amélioration en combinant le sous-carbonate de fer avec les bains chauds et les affusions froides sur la nuque et le dos.

Certains moyens thérapeutiques paraissent, dans quelques cas, avoir amélioré la maladie bien que dans le plus grand nombre ils soient restés sans action sur elle. Telles ont été les eaux alcalines de Tœplitz (*Basedow*), les eaux sulfureuses (Canstatt). Axenfeld améliora l'état d'un de ses malades et suspendit pendant 18 mois l'évolution de son mal par l'usage simultané de l'iodure de potassium, des bains

CAPÍTULO VI

TERAPÉUTICA

Según *Charcot*, hay casos indiscutibles de curación de la parálisis agitante, pero en presencia de la diversidad de las indicaciones que han sido opuestas a esta enfermedad y de los resultados contradictorios que han dado, es muy difícil decidir si esos ciertos casos de curación son debidos a eso. Vamos sin embargo a pasarles revista.

Algunos autores han intentado tratar la enfermedad de Parkinson con medicaciones tónicas; Elliotson vio curarse a un enfermo al que había administrado subcarbonato de hierro a alta dosis, pero el mismo medicamento fracasó más tarde en sus propias manos en las de *Oppolzer* y de cierto número de otros observadores. Sólo *Romberg* obtuvo una mejoría combinando el subcarbonato de hierro con los baños calientes y las efusiones frías en nuca y espalda.

Estos medios terapéuticos parecen, en algunos casos, haber mejorado la enfermedad aunque en su mayor número han quedado sin efecto sobre ella. Tales han sido las aguas alcalinas de Tœplitz (*Basedow*), las aguas sulfurosas (Canstatt). Axenfeld mejoró el estado de uno de sus enfermos y suspendió durante 18 meses la evolución de su mal con el uso simultáneo de yoduro de potasio, baños

sulfureux et par l'application de cautères à la nuque (1).
Charcot et Bourneville (2) ont obtenu le premier de
l'hyoscyamine, le second du bromure de camphre une
action palliative.

Il est certain, comme l'a indiqué M. le professeur Charcot, que l'hyoscyamine diminue le tremblement, l'action de
cette substance est surtout manifeste pendant les deux ou
trois heures qui suivent son administration. A ce propos,
M. Empis vient tout dernièrement de faire à la Société de
médecine des hôpitaux, une communication fort intéressante. Chez un de ses malades atteint de paralysie agitante
et qui venait de prendre devant lui cinq milligrammes
d'hyoscyamine, il a été témoin d'accidents qui se sont mani-
festés avec une telle gravité, une telle rapidité qu'il s'est,
pendant un certain temps, trouvé dans une grande per-
plexité.

Ces phénomènes graves d'intoxication avec une dose de
cinq milligrammes ont paru surprendre d'autres médecins
qui prescrivent deux ou trois fois plus de cet alcoloïde sans
observer rien d'anormal. Pour l'explication de ce fait, on
a mis en cause la pureté plus ou moins grande du principe
actif de la jusquiame. On a parlé aussi de tolérance particulière à certains individus. Selon nous, c'est la forme
sous laquelle on a l'habitude de prescrire l'hyoscyamine qui
est la cause de cette différence d'action. Actuellement les
alcaloïdes qui sont livrés au commerce sous une forme cris-
talline, sont préparés pour le monde entier par un très

1. Axenfeld, cité par Charcot et Vulpian.
2. Bourneville. Note aux leçons de M. Charcot.

sulfurosos y con la aplicación de cauterios en la nuca (1). *Charcot* y *Bourneville* (2) han obtenido el primero con hiosciamina, el segundo con bromuro de alcanfor, una acción paliativa.

Es cierto, como ha indicado el Sr. profesor Charcot, que la hiosciamina disminuye el temblor; la acción de esta sustancia se manifiesta sobre todo durante las dos o tres horas que siguen a su administración. A propósito de ello, el Sr. Empis acaba de hace muy recientemente una comunicación muy interesante a la Sociedad de medicina de los hospitales. En uno de sus enfermos con parálisis agitante y que acababa de tomar delante de él cinco miligramos de hisciamina, ha sido testigo de accidentes que se han manifestado con tal gravedad y tal rapidez que él ha se ha encontrado muy perplejo durante cierto tiempo.

Estos graves fenómenos de intoxicación con una dosis de cinco miligramos han parecido sorprender a otros médicos que prescriben dos o tres veces más de este alcaloide sin observar nada anormal. Para explicar ese hecho se ha puesto en cuestión la pureza mayor o menor del principio activo del beleño. Se ha hablado también de tolerancia especial en algunos individuos. Según nosotros, la causa de esta diferencia de acción es la forma bajo la cual se acostumbra prescribir la hiosciamina. Actualmente los alcaloides que se despachan en el comercio bajo una forma cristalina son preparados para todo el mundo por un muy

1. Axenfeld, citado por Charcot y Vulpian.
2. *Borneville*. Nota a las lecciones del Sr. Charcot.

petit nombre de maisons spécialement outillées pour cela et leurs produits sont purs.

Nous le savons, la tolérance pour les substances actives n'est pas la même chez tous les individus, pour quelques-uns elle existe normalement, pour d'autres, elle s'acquiert sous certaines influences ; mais en présence d'accidents aussi sérieux produits par une prescription de cinq milli-grammes, alors que rien de semblable n'a été remarqué avec des doses trois fois plus considérables, il nous semble difficile d'admettre que toutes les personnes qui ont pris un centigramme et demi d'hyoscyamine se trouvaient en grand état de tolérance de cette substance.

C'est à l'état de granules ou de pilules que l'on prescrit le médicament en question, cette forme pharmaceutique convient lorsqu'il s'agit de substances dont l'action n'est pas sensiblement modifiée par des différences de quelques milligrammes en plus ou en moins.

Mais si comme dans l'espèce, il s'agit d'un principe aussi actif, comme il est impossible d'être absolument certain que chaque pilule ou granule renferme un poids parfaite-ment déterminé du principe médicamenteux, on voit d'ici toutes les conséquences d'un dosage inexact.

C'est en prescrivant une solution titrée dans laquelle cinq gouttes représenteront un milligramme d'hyoscyamine et en recommandant l'emploi d'un compte-gouttes parfaite-ment calibré que le médecin n'aura plus aucun doute sur la quantité de substance active que son malade prendra.

Nous ne ferons qu'énumérer un certain nombre de médicaments, les uns inutiles, les autres nuisibles. Tels

pequeño número de casas especialmente equipadas para eso y sus productos son puros.

Lo sabemos, la tolerancia para las sustancias activas no es la misma en todos los individuos; para algunos existe normalmente, para otros se adquiere bajo ciertas influencias; pero en presencia de accidentes tan serios producidos por una prescripción de cinco miligramos, aunque nada parecido ha sido observado con dosis tres veces más considerables, nos parece difícil admitir que todas las personas que han tomado un centigramo y medio de hiosciamina se encontraran en gran estado de tolerancia de esta sustancia.

El medicamento en cuestión se prescribe como gránulos o píldoras; esta forma farmacéutica conviene cuando se trata de sustancias cuya acción no se modifica sensiblemente por diferencias de algunos miligramos de más o menos.

Pero si, como en el caso actual, se trata de un principio tan activo, como es imposible estar absolutamente seguro de que cada píldora o gránulo contiene un peso perfectamente determinado del principio medicamentoso, se ven aquí todas las consecuencias de una dosificación inexacta.

Será prescribiendo una solución titulada en la que cinco gotas representarán un miligramo de hiosciamina y recomendando emplear un cuentagotas perfectamente calibrado como el médico no tendrá ya ninguna duda sobre la cantidad de sustancia activa que tomará su enfermo.

No haremos más que desglosar cierto número de medicamentos, unos inútiles, otros dañinos. Tales

sont la strychnine préconisée par *Trousseau* (1), l'ergot de seigle, la belladone, l'opium, la fève de Calabar (*Ogle*), l'arséniate de potasse en injection hypodermique (*Eulemburg*) (2), le nitrate d'argent, le chlorure de baryum (*M. Séquard*), l'essence de térébenthine (*Trousseau*). Plusieurs de ces médicaments, entre autres l'opium, la strychnine et le nitrate d'argent, semblent exagérer l'état convulsif.

Nous arrivons à une méthode thérapeutique qui, bien pondérée et mieux connue, nous paraît appelée à jouer un grand rôle dans le traitement des maladies du système nerveux, nous voulons parler de l'électricité. — Cet agent ne paraît avoir encore été appliqué au traitement de la paralysie agitante ni sous forme statique, ni sous celle de courants d'induction, mais plusieurs essais thérapeutiques ont été faits avec les courants continus.

Remak (3) et *Russel Reynolds* (4) auraient chacun guéri un malade, le premier en trente-six semaines et le second en quinze semaines seulement. *Gull* repousse, dans la paralysie agitante, l'emploi des courants induits et se sert uniquement de courants continus, *Benedikt* (5) qui s'est livré à une étude spéciale de l'action des courants continus dans cette maladie, dit avoir obtenu de bons ré-

1. *Trousseau*. Journal de Beau.

2. -*Eulemburg*. Berliner klinische Wochenschrift, 1872,

3. *Remak*. Schmidt's jahrbücher, 1857, XCIV. Paralysis agitans bei einem 60 jährigen mann in 15, sitzungen beseitigt.

4. *Russel Reynolds*. The Lancet 1859. Paralysis agitans. Removed by the continous galvanic current.

5. *Benedikt*. Die resultate der elektrischen Untersuchung und behandlung. Med. chir. Rundschau. Wien, 1864.

son la estricnina preconizada por *Trousseau* (1), el cornezuelo de centeno, la belladona, el opio, el haba de Calabar (*Ogle*), el arseniato de potasa en inyección hipodérmica (*Eulemburg*) (2), el nitrato de planta, el cloruro de bario (Sr. *Séquard*), la esencia de trementina (*Trousseau*). Varios de estos medicamentos, eentre otros el opio, la estricnina y el nitrato de plata, parecen exagerar el estado convulsivo.

Llegamos a un método terapéutico que, bien ponderado y mejor conocido, nos parece llamado a representar un gran papel en el tratamiento de las enfermedades del sistema nervioso; queremos hablar de la electricidad. – Este agente no parece haber sido aplicado todavía al tratamiento de la parálisis agitante ni en forma estática ni como corrientes de inducción, pero varios ensayos terapéuticos se han hecho con las corrientes continuas.

Remak (3) y *Russel Reynolds* (4) habrían curado a un enfermo cada uno, el primero en treinta y seis semanas y el segundo en sólo quince semanas. *Gull* rechaza, en la parálisis agitante, el empleo de corrientes inducidas y se sirve únicamente de corrientes continuas. *Benedikt* (5) que se ha dedicado a un estudio especial de la acción de las corrientes continuas en esta enfermedad, dice haber obtenido buenos

1. *Trousseau*. Journal de Beau.
2. *Eulemburg*. Berliner klinische Wochenschrift, 1872.
3. *Remak*. Schmidt's jahrbücher, 1857, XCIV. Paralysis agitans bei einem 60 jahrigen mann in 15, sitzungen beseitigt.
4. *Russel Reynolds*. The Lancet 1859. Paralysis agitans. Removed by the continous galvanie current.
5. *Benedikt*. Die resultate der elecktrische Untersuchung und behandung. Medi. chir. Rundschau. Wie, 1864.

sultats en faisant passer le courant de la moelle aux nerfs, c'est-à-dire en appliquant le pôle positif sur la région vertébrale et le pôle négatif sur les troncs nerveux.

La physiologie pathologique de la maladie de Parkinson étant encore complétement inconnue nous ne pouvons poser aucune règle pour l'application des courants continus dans cette affection. Si l'on admet cependant qu'une augmentation du pouvoir excito-moteur de la moelle en constitue un des éléments, il sera bon d'accorder la préférence aux courants descendants, qui d'après *Legros* et *Onimus* (1) ont une action hyposthénisante sur le centre nerveux; mais nous ne saurions trop recommander dans toutes ces tentatives, de procéder avec la plus grande prudence, de n'employer que des courants faibles et de n'en augmenter que très progressivement l'intensité. En voici les raisons :

Benedikt, en effet, qui a soigneusement étudié les réactives électriques dans la maladie qui nous occupe, a noté au début, une exagération de la sensibilité réflexe générale et sensorielle ; l'action d'un courant d'une intensité donnée et appliqué sur la moelle cervicale produit plus facilement qu'à l'état normal, ces sensations subjectives de goût, de lumière et d'odeur qui sont bien connues aujourd'hui, un peu plus tard une augmentation de la sensibilité et de l'excitabilité musculaire, se montrant du centre à la périphérie enfin, à une période plus avancée encore une diminution de l'excitabilité motrice montrait de la périphérie au centre.

Au cours de ses recherches encore en voie d'exécution sur

1. *Legros* et *Onimus*, Traité d'électricité médicale 1872.

resultados haciendo pasar la corriente de la médula a los nervios, es decir, aplicando el polo positivo sobre la región vertebral y el polo negativo sobre los troncos nerviosos.

Siendo aún completamente desconocida la fisiología patológica de la enfermedad de Parkinson no podemos dar ninguna regle para la aplicación de las corrientes continuas en esta afección. Sin embargo, si se admite que un aumento del poder excito-motor de la médula constituye uno de los elementos, será bueno convenir la preferencia por las corrientes descendentes que, según *Legros* y *Onimus* (1) tienen una acción debilitante sobre el centro nervioso; pero no recomendaríamos demasiado todas estas tentativas, sino proceder con la mayor prudencia, no emplear más que corrientes débiles y sólo aumentar la intensidad muy progresivamente. He aquí las razones:

Benedikt, en efecto, que ha estudiado cuidadosamente las reacciones eléctricas en la enfermedad que nos ocupa, ha notado al comienzo una exageración de la sensibilidad refleja general y sensorial: de acción de una corriente de una intensidad dada y aplicada sobre la médula cervical produce, más fácilmente que en estado normal, estas sensaciones subjetivas de sabor, de luz y de olor que son hoy bien conocidas; un poco más tarde, un aumento de la sensibilidad y de la excitabilidad muscular, mostrándose del centro a la periferia; finalmente, en un periodo más avanzado, se mostraba además una disminución de la excitabilidad motriz de la periferia al centro.

En el curso de estas investigaciones, aún en vía de ejecución en

1. Legros y Onimus. Tratado de la electricidad médica 1872.

le sujet qui nous occupe, M. *Chambard* a constaté qu'un
courant électrique, soit ascendant, soit descendant, appliqué sur la moelle augmente le tremblement d'une manière
extrêmement nette, lorsqu'il dépasse une certaine intensité
et conformément à ce que l'on pouvait prévoir, les courants
centripètes augmentent plus encore l'irritabilité musculaire que les courants centrifuges. La figure 3 *a* représente
un des tracés que M. *Chambard* nous a communiqués et qui
mettent ce fait en lumière. Le malade étant bien reposé et
le tremblement étant au minimum, fait-on passer le long
de la moelle un courant supérieur à celui de 15 ou 20 éléments, on voit une fraction de secondes après la plume
décrire tout à coup d'amples oscillations qui persistent encore
longtemps alors que le courant électrique a été interrompu.
La ligne supérieure de la figure 3 *b* représente les signaux
de fermeture et d'ouverture du courant galvanique.

Nous croyons, en résumé, nous fondant non-seulement sur
les succès déjà obtenus, mais encore sur ce que nous savons
de l'action générale des courants continus sur les fonctions
des centres nerveux, qu'il est possible d'espérer de ce
moyen mieux étudié et mieux appliqué une action sinon
curative, au moins palliative sur la maladie de Parkinson
ou sur quelques-uns de ses symptômes. Mais, nous ap-
puyant sur les faits constatés par *Benedikt* et M. *Chambard*, nous conseillons d'appliquer les courants continus
de façon à mettre le moins possible en jeu la sensibilité
cutanée et musculaire et d'employer des courants faibles et
centrifuges. Dans la pratique, nous croirions devoir ne pas
dépasser 15 ou 20 éléments, nous éviterions toute secousse
de rupture et surtout de fermeture, enfin nous ferions usage

el sujeto que nos ocupa, el Sr. *Chambard* ha comprobado que una corriente eléctrica, sea ascendente, sea descendente, aplicada sobre la médula aumenta el temblor de un modo extremadamente claro; cuando sobrepasa cierta intensidad y conforme a lo que se podía prever, las corrientes centrípetas aumentan la irritabilidad muscular más aún que las corrientes centrífugas. La figura 3 *a* representa uno de los rasgos que el Sr. *Chambard* nos ha comunicado y que sacan este hecho a la luz. Estando el paciente bien en reposo y con el mínimo temblor, se hace pasar a lo largo de la médula una corriente superior a la de 15 ó 20 elementos, se ve una fracción de segundo después que la pluma describe de repente amplias oscilaciones que persisten todavía mucho tiempo después de que la corriente eléctrica se ha interrumpido. La línea superior de la figura 3 *b* representa las señales de cierre y apertura de la corriente galvánica.

Creemos, en resumen, basándonos no sólo en los éxitos ya obtenidos, sino también en lo que sabemos de la acción general de las corrientes continuas sobre las funciones de los centros nerviosos, que es posible esperar de este medio, mejor estudiado y mejor aplicado, una acción si no curativa al menos paliativa sobre la enfermedad de Parkinson o sobre algunos de sus síntomas. Pero, apoyándonos en los hechos comprobados por *Benedikt* y el Sr. *Chambard*, aconsejamos aplicar las corrientes continuas de modo que se ponga en juego lo menos posible la sensibilidad cutánea y muscular, y emplear corrientes débiles y centrífugas. En la práctica creeríamos que no se deben sobrepasar 15 ó 20 elementos, evitaríamos toda sacudida de ruptura y sobre todo de cierre, finalmente, haríamos uso

des théophores labiles à rouleaux de M. *Tripier* pour ménager autant que possible la sensibilité de la peau.

OBSERVATION

Recueillie à la clinique des maladies mentales et nerveuses (asile Sainte-Anne) par M. *E. Chambard*, chef du laboratoire de la clinique.

Le nommé F..., âgé de 51 ans, mécanicien, se présente le 20 août 1880 à la consultation de la clinique des maladies mentales et nerveuses pour s'y faire soigner d'une affection sur la nature de laquelle on ne peut conserver aucun doute : on voit de suite qu'il est atteint de paralysie agitante.

Antécédents héréditaires. — Père mort à 68 ans des suites d'une fistule à l'anus. Il exerçait le métier d'imprimeur sur étoffes, était sobre et n'avait jamais eu ni maladies nerveuses, ni trouble mental, ni aucune autre affection qui ait quelque rapport héréditaire avec la paralysie agitante.

1° Grand-père paternel ; avait été soldat, puis imprimeur sur étoffes. Il avait toujours été calme, sobre et d'une bonne conduite : son caractère était seulement un peu autoritaire. Il était, dit le malade, « sévère et il fallait marcher à la baguette. C'était un vieux dur à « cuire. » A 70 ans, sans avoir présenté jusque-là le moindre désordre mental, il fut pris d'un accès de manie et mit le feu à son lit. Il s'agissait probablement de cet accès maniaque que l'on rencontre dans le cours de la démence sénile. Mis dans une maison de santé, il mourut 15 jours après.

Grand'mère paternelle. Avait suivi son mari à la guerre comme cantinière. Morte à 60 ans.

Oncle paternel. Charpentier. Homme sobre, bie   rtant et bien constitué. Mort d'accident.

de los teóforos lábiles de rodillos del Sr. *Tripier* para cuidar tanto como sea posible la sensibilidad de la piel.

OBSERVACIÓN

Recogida en la clínica de las enfermedades mentales y nerviosas (asilo Santa Ana) por el Sr. *E. Chambard*, jefe de laboratorio de la clínica.

El llamado F..., de 51 años de edad, mecánico, se presenta el 20 de agosto de 1880 en la clínica de las enfermedades mentales y nerviosas para que se le atienda de una afección sobre cuya naturaleza no puede quedar ninguna duda: se ve enseguida que está afectado por parálisis agitante.

Antecedentes hereditarios. – Padre muerto a los 68 años a consecuencia de una fístula anal. Ejercía el oficio de impresor de telas, estaba sobrio y nunca había tenido ni enfermedades nerviosas, ni trastorno mental, ni ninguna otra afección que tenga cualquier relación hereditaria con la parálisis agitante

1º Abuelo paterno; había sido soldado, luego impresor de telas. Siempre había sido tranquilo, sobrio y de buena conducta; su carácter era sólo un poco autoritario. Era, dice el enfermo, severo y se hacía obedecer. Era un viejo duro de pelar. A los 70 años, sin haber presentado hasta entonces el menor trastorno mental, fue presa de un acceso maniaco y metió fuego a su cama. Se trataba probablemente de ese acceso maniaco que se encuentra en el curso de la demencia senil. Se le puso en una casa de salud; murió 15 días después.

Abuela paterna. Había seguido a su marido en la guerra como cantinera. Muerta a los 60 años.

Tío paterno. Carpintero. Hombre sobrio, bien parecido y bien constituido. Muerto de accidente.

67

2° *Mère.* Caractère très doux, mais tempérament nerveux. Elle serait morte de « la poitrine » un an après avoir mis F... au monde.

Grand-père maternel. Mort à 60 ans d'une maladie inconnue, il était très fort et habituellement bien portant.

Grand'mère maternelle. Pas de renseignements.

3° *Frères et sœurs.* — Le père du malade s'est marié deux fois et a eu neuf enfants de sa première femme et douze de sa seconde. De cette nombreuse progéniture il reste quatre représentants seulement ; deux, dont le malade, sont issus du premier lit et deux du second. Aucun renseignement précis sur ceux qui ont succombé.

Le malade a deux sœurs qui jouissent d'une bonne santé. Son frère, né du second mariage de son père, est peintre en bâtiments. Il aurait eu « la fièvre cérébrale » à trois ans, des convulsions à quatre ans et jusqu'à douze ans il aurait toujours été malade. Il jouit à présent d'une bonne santé mais il est resté un peu lourd depuis sa fièvre cérébrale et il est affecté de bégaiement. Il a eu cinq enfants dont trois morts en bas âge et dont les deux survivants sont bien portants.

4° Le malade a eu dix enfants : sept garçons et trois filles. Six d'entre eux sont morts. En voici l'énumération dans l'ordre suivant lequel ils sont venus au monde. Les survivants sont marqués d'une astérique.

1° *Garçon.* — Mort à sept mois, un mois après avoir fait une chute.

2° *Garçon.* — Mort à quinze jours de convulsions.

3° *Garçon.* — Mort à vingt et un jours de convulsions.

4° *Garçon.* — Venu au monde à sept mois et demi. Mort quelques heures après.

* 5° *Garçon.* — Âgé de vingt ans. Bonne santé et bonne conduite.

* 6° *Fille.* — Âgée de dix-huit ans. Bonne santé.

7° *Fille.* — Morte à neuf ans et demi de méningite.

* 8° *Garçon.* — Âgé de neuf et demi. Bonne santé.

9° Fausse couche à quatre ou cinq mois de grossesse, à la suite d'une chute.

* 10° *Fille.* — Âgée de cinq ans. Bonne santé et très vive « un vrai diable. »

2º Madre. Carácter muy dulce, pero temperamento nervioso. Había muerto "del pecho" un año después de traer a F... al mundo.

Abuelo materno. Muerto a los 60 años de una enfermedad desconocida, era muy fuerte y habitualmente bien parecido.

Abuela materna. Sin informaciones.

3º Hermanos y hermanas. – El padre del enfermo se casó dos veces y tuvo nueve hijos de su primera mujer y doce de la segunda. De esta numerosa progenie quedan sólo cuatro representantes: dos, como el enfermo, provienen del primer lecho y dos del segundo. Ninguna información precisa sobre los que han sucumbido.

El paciente tiene dos hermanas que gozan de buena salud. Su hermano, nacido del segundo matrimonio de su padre, es pintor de edificios. Había tenido "la fiebre cerebral" a los tres años, convulsiones a los cuatro años y hasta los doce años había estado siempre enfermo. En el presente goza de buena salud pero quedó un poco sordo desde su fiebre cerebral y está afectado de tartamudez. Ha tenido cinco hijos, de ellos tres muertos de corta edad y los dos supervivientes están bien.

4º El enfermo ha tenido diez hijos: siete chicos y tres chicas. Seis de ellos han muerto. He aquí la enumeración en el orden según han venido al mundo. Los supervivientes se marcan con un asterisco.

1º Chico. – Muerto a los siete mese, un mes después de haber tenido una caída.

2º Chico. – Muerto a los quince días de convulsiones.

3º Chico. – Muerto a los veintiún días de convulsiones.

4º Chico. – Vino al mundo a los siete meses y medio. Muerto algunas horas después.

* 5º Chico. – Veinte años. Buena salud y buena conducta.

* 6ª Chica. Dieciocho años. Buena salud.

7º Chica. – Muerta a los nueve años y medio de meningitis.

* 8º Chico. Nueve años y medio. Buena salud.

9ª Aborto a los cuatro o cinco meses de embarazo, a continuación de una caída.

* 10º Chica. – Cinco años. Buena salud y muy viva, "un verdadero diablo".

68

4° La femme du malade, âgée de cinquante et un ans, jouit d'une santé assez bonne et n'a jamais eu de troubles du système nerveux.

Antécédents personnels. — F... né à Bolbec (Seine-Inférieure) est venu avec ses parents à Saint-Denis à l'âge de trois ans : jusque-là, aucune maladie importante. A quatre ans, on l'envoya à l'école où il s'instruisit avec assez de facilité et où il aurait appris plus encore s'il avait été moins joueur.

A sept ans il quitta Saint-Denis avec ses parents qui se fixèrent à Corbeil. A treize ans on le mit en apprentissage chez un imprimeur sur étoffe : il y apprit à dessiner et à graver les modèles destinés à l'impression et à vingt ans, son apprentissage fini, il retourna à Saint-Denis pour y exercer cet état.

A vingt-quatre ans, la gravure sur étoffe « n'allant pas » F... vint à Paris et se mit serrurier mécanicien : puis il entra bientôt dans les ateliers du chemin de fer pour faire les machines à vapeur.

A vingt-huit ans, pour des raisons que nous ignorons, il quitta le chemin de fer et entra à la Monnaie en qualité de tourneur ajusteur ; mais il fut bientôt chargé de faire la trempe des blocs d'acier destinés à servir de « matrices » pour les médailles et les pièces de monnaie. Il resta à la Monnaie jusqu'à cinquante ans.

C'est alors que débute l'affection nerveuse qui force F... à réclamer les secours médicaux. Il dut quitter la Monnaie et laisser tout travail demandant de la force ou de l'adresse. Utilisant alors la connaissance mécanique qu'il avait acquise il construisit lui-même une machine d'invention et se mit à parcourir des fêtes publiques, électrisant « pour dix centimes et montrant avec des bouillants de Fran. Min, « la force du sang et des nerfs. »

Nous devons maintenant rechercher dans les antécédents de notre malade s'il existe quelque cause à laquelle nous pouvions attribuer la maladie dont il est atteint. Nous l'avons interrogé avec grand soin à ce point de vue spécial.

F... ne paraît avoir jamais eu ni rhumatisme ni affection du système circulatoire ou de la peau pouvant être rattachée à la constitution arthritique. Nous n'avons trouvé non plus chez lui, aucun signe com-

4º La mujer del enfermo, de cincuenta y un años, goza de una salud bastante buena y nunca ha tenido trastornos del sistema nervioso.

Antecedentes personales. – F... nacido en Bolbee (Sena inferior) llegó con sus padres a Saint-Denis a los tres años: hasta entonces ninguna enfermedad importante. A los cuatro años se le envió a la escuela donde se ha instruido con bastante facilidad y hubiese aprendido todavía más si hubiese sido menos juguetón.

A los siete años dejó Saint-Denis con sus padres que se instalaron en Corbeil. A los trece años se le puso de aprendiz con un impresor de tela: allí aprendió a dibujar y gravar los modelos destinados a la impresión y a los veinte años, terminado su aprendizaje, volvió a Saint-Denis para allí ejercer ese oficio.

A los veinticuatro años, el grabado en tela "no marchaba", F... llegó a París y se metió a cerrajero mecánico: luego entro pronto en los talleres del ferrocarril para fabricar máquinas de vapor.

A los veintiocho años, por razones que ignoramos, dejó el ferrocarril y entró en la Moneda en calidad de tornero ajustador; pero pronto se le encargó hacer el remojo de los bloques de acero destinados a servir de "moldes" para las medallas y las piezas de moneda. Permaneció en la Moneda hasta los cincuenta años.

Es entonces cuando comienza la afección nerviosa que fuerza a F... a reclamar las atenciones médicos- Debe abandonar la Moneda y dejar todo trabajo que requiera fuerza o destreza. Usando entonces el conocimiento mecánico que había adquirido construyó él mismo una máquina de ficción y se puso a recorrer fiestas públicas, electrizando por diez céntimos y mostrando con balones de Franklin "la fuerza de la sangre y de los nervios".

Debemos ahora investigar en los antecedentes de nuestro paciente si existe alguna causa a la que podamos atribuir la enfermedad que le aflige. Hemos interrogado con gran cuidado este punto de vista especial.

F... no parece haber tenido nunca ni reumatismo ni afección del sistema circulatorio o de la piel que se pueda relacionar con constitución artrítica. No hemos encontrado en él ningún signo

niératif ni aucun stigmate d'alcoolisme ou de syphilis. Il paraît avoir toujours été sobre, rangé, de mœurs régulières. Marié à 19 ans, il n'aurait jamais fait d'excès vénériens.

Une vie aussi accidentée que celle de notre malade n'a pas dû s'écouler sans quelques moments de gêne et sans quelques privations mais il affirme n'en avoir eu aucune à supporter pendant son séjour à la Monnaie et, par conséquent, depuis une époque bien antérieure au début de son affection.

A l'âge de 16 ans il demeura quelque temps Cité des Plantes à Montrouge, dans un logement situé au rez-de-chaussée et fort humide. Il le quitta pour s'installer dans son logement actuel qui est bien aéré, bien exposé et bien sec.

S'il faut chercher dans les antécédents de F... une circonstance qui ait pu déterminer son affection actuelle ou aidé à son développement ; nous la trouverons dans les refroidissements fréquents et pour ainsi dire journaliers auxquels l'exposait son métier de trempeur d'acier et c'est à cette cause qu'il rattache lui-même son affection.

Voici, en effet, d'après les renseignements qu'il nous a donnés, en quoi consistait son pénible travail. On lui remettait les coins d'acier tout tournés et déjà revêtus de la gravure en creux que le balancier doit imprimer en relief sur la pièce ou sur la médaille qu'il s'agit de frapper. Il en mettait un certain nombre dans une boîte de fonte qu'il achevait de remplir avec un mélange de charbon animal et de charbon de bois pulvérisé et plaçait cette boîte dans un fourneau à réverbère et à moufle. La concentration effectuée à une haute température qui chauffait l'air de l'atelier jusqu'à 43° c. F..., sortait le coin avec une pince et le plongeait encore rouge dans un baquet d'eau froide dans lequel il était obligé de tremper le bras droit, puis dans un baquet d'eau acidulée par l'acide sulfurique pour les tremper. On conçoit facilement qu'une telle opération répétée plus de cent fois par jour, dit le malade, et pendant 15 ans, puisse ne pas être sans influence sur le développement de la paralysie agitante.

Histoire de la maladie. — L'affection a commencé d'une manière insidieuse, il y a environ 4 ans, en 1876. Le malade éprouvait dans

evocador ni ningún estigma de alcoholismo o de sífilis. Parece haber sido siempre sobrio, ordenado, de costumbres regulares. Casado a los 19 años, no había tenido nunca excesos venéreos.

Una vida tan accidentada como la de nuestro paciente no ha debido transcurrir sin algunos momentos de pesar y sin algunas privaciones pero afirma no haber tenido que soportar ninguna durante su estancia en la Moneda y, en consecuencia, desde una época muy anterior al comienzo de su afección.

A los 16 años vivió algún tiempo en Ciudad de las Plantas en Montrouge, en un alojamiento situado en la planta baja y muy húmedo. Lo dejó para instalarse en su vivienda actual que está bien aireada, bien expuesta y bien seca.

Si hace falta buscar en los antecedentes de F... una circunstancia que haya podido determinar su afección actual o ayudado a su desarrollo la encontraremos en los enfriamientos frecuentes y por así decir cotidianos a los que le exponía su oficio de poner a remojar el acero y a esa causa él mismo relaciona su afección.

He aquí, en efecto, según las informaciones que nos ha dado, en qué consistía su penoso trabajo. Se le pasaban los cuños de acero completamente torneados y ya revestidos con el hueco de grabado que el balancín debe imprimir en relieve sobre la pieza o sobre la medalla que se trata de acuñar. Él metía cierto número en una caja de fundición que terminaba de llenar con una mezcla de carbón animal y de carbón de madera pulverizado, y colocaba esta caja en un horno de reverberación y de mufla. La concentración efectuada a alta temperatura calentaba el aire del taller hasta 43º c. F... sacaba la moneda con una pinza y la sumergía aún roja en una cubeta de agua fría en la cual se veía obligado a empapar el brazo derecho, después en una cubeta de agua acidulada con ácido sulfúrico para remojarlas. Se concibe fácilmente que tal operación repetida más de cien veces al día, dice el enfermo, y durante 15 años, no puede dejar de influir en el desarrollo de la parálisis agitante.

Historia de la enfermedad. – La afección ha comenzado de manera insidiosa, hace aproximadamente 4 años, en 1876. El enfermo sentía en

la main droite une sensation singulière de frissonnement, de petites secousses qu'il compare à celles que donne sa bobine d'induction, les secousses devinrent de plus en plus fréquentes et se transformèrent peu à peu en un tremblement continuel dont il s'aperçut l'année dernière à sa maladresse croissante pour écrire et pour travailler, voulait-il saisir un objet de peu de volume il le manquait souvent.

F..., alarmé par les progrès de ce tremblement qui menaçait de devenir pour lui une infirmité, alla trouver un médecin qui lui dit que « ce n'était rien » et le purgea. Il se rendit ensuite à la consultation de M. *Potain* qui lui prescrivit des bains sulfureux.

Le tremblement s'est d'abord montré dans la main droite, d'où il s'est étendu successivement de bas en haut au bras droit, de haut en bas à la jambe droite où il a toujours été moins prononcé, puis à la main et au bras gauche, puis enfin à la jambe gauche. Nous signalons seulement pour l'instant cette marche, que le malade, homme intelligent, a parfaitement observée, et nous en tirerons parti dans la discussion de la nature de la paralysie agitante.

État actuel. — 1° *Habitus.* — F..., est un homme amaigri, paraissant plus vieux que son âge, brun et de taille moyenne, d'une physionomie intelligente. Il paraît bien constitué et ne présente aucune de ces anomalies de conformation que l'on rencontre fréquemment chez les héréditaires.

Son intelligence paraît assez développée et il fait preuve de quelque instruction. Il s'est occupé d'inventions, a construit des machines, il parle avec assez de facilité, et son seul défaut, dit-il, est « de se mettre facilement en colère. »

2° *Fonctions digestives.* — L'appétit du malade s'est accru depuis 7 à 8 mois d'une manière si notable que sa femme et lui en sont étonnés, ses digestions sont bonnes et les fonctions alvines normales.

3° *Respiration normale.* — Pas de lésions pulmonaires.

4° *Circulation.* — Les battements du cœur sont réguliers et normaux sous le rapport du rhythme, de l'intensité et du timbre. La pointe est un peu abaissée, bat dans le sixième espace intercostal. Pas de souffles cardiaques ni vasculaires. Pas d'athérôme. Pas de palpitations

la mano derecha una sensación peculiar de escalofrío, de pequeñas sacudidas que el compara a las que da su bobina de inducción; las sacudidas se hicieron más y más frecuentes y se transformaron poco a poco en un temblor continua del que se dio cuenta el último año por su torpeza creciente para escribir y para trabajar; quería coger un objeto de poco volumen y fallaba a menudo.

F..., alarmado por el aumento de este temblor que amenazaba convertirse para él en una discapacidad, fue a encontrar a un médico que le dijo que "no era nada" y le purgó. Se dirigió luego a la consulta del Sr. *Potain* que le prescribió baños sulfurosos.

El temblor apareció al principio en la mano derecha, de donde se ha extendido sucesivamente de abajo arriba al brazo derecho, de arriba abajo a la pierna derecha donde siempre ha sido menos pronunciado, después a la mano y al brazo izquierdo, luego finalmente a la pierna izquierda. Destacamos de momento sólo esta marcha que el enfermo, hombre inteligente, ha observado perfectamente, y tomaremos parte en la discusión de la naturaleza de la parálisis agitante.

Estado actual. − 1º *Habito.* − F... es un hombre enflaquecido, parece más viejo de su edad, moreno y de talla media, de fisionomía inteligente. Parece bien constituido y no presenta ninguna de esas anomalías de configuración que se encuentren frecuentemente en los hereditarios.

Su inteligencia parece bastante desarrollada y ha dado prueba de alguna instrucción. Se dedica a inventos, ha construido máquinas, habla con bastante facilidad, y su único defecto, dice él, es "no montar en cólera fácilmente".

2º *Funciones digestivas.* − El apetito del paciente ha aumentado desde hace 7 a 8 meses de manera tan notable que su mujer y él están asombrados, sus digestiones son buenas y las funciones intestinales normales.

3º Respiración normal. − Ausencia de lesiones pulmonares.

4º Circulación. − Los latidos del corazón son regulares y normales en relación al ritmo, a la intensidad y al timbre. La punta está algo baja, late en el sexto espacio intercostal. No soplos cardiacos ni vasculares. No ateroma. No palpitaciones

mais depuis peu un léger essoufflement, lorsque le malade monte un escalier ou se livre à quelque travail un peu pénible.

5° *Sécrétions.* — Normales, sauf la sécrétion sudorale qui est notablement accrue.

6° *Sommeil.* — Depuis deux ans, F.... se réveille facilement et dort peu, sans avoir cependant ni rêvé ni cauchemar. Il s'agite une partie de la nuit sans pouvoir trouver une position qu'il puisse conserver plus de quelques instants. Il est fatigué de rester à la même place, et cependant chaque mouvement détermine des crampes dans les jambes. Depuis la même époque, la transpiration qui est considérable et continuelle, les nuits surtout : le malade se plaint alors d'éprouver une chaleur intense dans tout le corps et est obligé de se découvrir.

7° *Sensibilité.* — Le jour les douleurs sont nulles, mais la nuit, aux incommodités que nous venons d'énumérer, se joignent des crampes douloureuses dans les gros orteils, les cou de pied, les mollets et les jarrets. Les crampes se montrent par accès qui se renouvèlent dix à douze fois dans la nuit, s'accompagnent de tremblement des régions qui en sont atteintes, et elles sont d'autant plus longues et plus intenses que le malade a plus marché et s'est plus fatigué dans la journée. Il les calme plus ou moins fortement en posant les pieds sur le carreau froid de sa chambre.

8° *Motilité.* — Les quatre membres, mais surtout le bras droit et après lui la jambe droite, sont affectés du tremblement caractéristique de la paralysie agitante. Ce tremblement est ici absolument typique, aussi ne nous attarderons nous pas à le décrire. Il n'existe ni dans la tête, ni dans la langue, ni dans la mâchoire inférieure. D'après la femme du malade, le tremblement persisterait pendant le sommeil. C'est là un renseignement que nous donnons sous toutes réserves. Le repos physique et la tranquillité morale l'atténuent au point de le faire disparaître, la fatigue, la marche, la station debout, l'irritation mentale, les émotions, l'augmentent au contraire considérablement. Il en est de même des courants continus dirigés sur la moelle quel que soit leur sens lorsque leur tension dépasse un certain degré, et l'exagération du

pero desde hace poco un ligero jadeo, cuando el paciente sube una escalera o se dedica a algún trabajo algo penoso.

5º *Secreciones.* – Normales, salvo la secreción de sudor que está notablemente aumentada.

6º *Sueño.* – Desde hace dos años, F... se despierta fácilmente y duerme poco, sin tener sin embargo sueños ni pesadillas. Se agita una parte de la noche sin poder encontrar una posición que pueda conservar más allá de algunos instantes. Se canse de permanecer en el mismo lugar y sin embargo cada movimiento provoca calambres en las piernas. Desde la misma épica, la transpiración es considerable y continua, sobre todo por las noches: el enfermo se queja entonces de sentir un calor intenso en todo el cuerpo y se ve obligado a destaparse.

7º *Sensibilidad.* – De día no tiene dolores, pero por la noche, a las incomodidades que vamos a enumerar se unen calambres dolorosos en los dedos gordos de los pies, por encima de los pies, en las pantorrillas y en las corvas. Los calambres aparecen en accesos que se reproducen diez a doce veces en la noche, acompañándose de temblor en las regiones afectadas, y son tanto más largos e intensos cuanto más haya caminado y se haya fatigado durante el día. Los calma más o menos bien colocando los pies sobre las baldosas frías de su habitación.

8º *Movilidad.* – Los cuatro miembros, pero sobre todo el brazo derecho y, después de él, la pierna derecha están afectados con temblor característico de la parálisis agitante. Este temblor es aquí absolutamente típico, así que no nos entretendremos en describirlo. No existe ni en la cabeza, ni en la lengua, ni el maxilar inferior. Según la mujer del paciente, el temblor persistiría durante el sueño. Ésa es una información que damos con todas las reservas. El reposo físico y la tranquilidad de ánimo lo atenúan hasta el punto de hacerlo desaparecer; la fatiga, lar marcha, estar de pie, la irritación mental, las emociones, lo aumentan por el contrario considerablemente. Lo mismo sucede con las corrientes continuas dirigidas sobre la médula que, sea cual sea su sentido, cuando su tensión sobrepasa cierto grado; y la exageración del

tremblement sous cette influence est surtout marquée avec les courant ascendants.

Si le tremblement chez F... est très prononcé, la raideur et l'immobilisation caractéristique de l'appareil locomoteur le sont relativement moins. Il se lève et s'assied avec assez de facilité et comme nous l'ont montré diverses recherches auxquelles nous nous proposons de consacrer un travail spécial, les muscles, dans ce cas du moins, obéissent rapidement à l'influence de la volonté. Le malade lorsqu'il est debout, est cependant, légèrement penché et renversé en avant. Lorsqu'il marche, la propulsion est manifeste, mais la rétropulsion l'est beaucoup moins. Néanmoins le malade, soutenu par une canne, marche avec facilité et fait encore de longues courses à pied. Son écriture offre le tremblement caractéristique que l'on retrouve dans les expériences qui ont été publiées par M. Charcot dans ses leçons sur le système nerveux et par M. Fernet dans sa thèse d'agrégation sur les tremblements.

temblor bajo esta influencia está marcada sobre todo por las corrientes ascendentes.

Si el temblor en F... es muy pronunciado, la rigidez y la inmovilización característica del aparato locomotor lo son relativamente menos. Él se levanta y se sienta con bastante facilidad y, como nos han mostrado diversas investigaciones a las que nos proponemos dedicar un trabajo especial, los músculos, al menos en este caso, obedecen rápidamente al impulso de la voluntad. Sin embargo cuando el enfermo se pone de pie está ligeramente inclinado y echado adelante. Cuando camina la propulsión es manifiesta, pero la retropulsión lo es mucho menos. No obstante, el enfermo, apoyado en un bastón, camina con facilidad e incluso hace largos recorridos a pie. Su escritura ofrece el temblor característico que se encuentra en las experiencias que han sido publicadas por el Sr. *Charcot* en sus lecciones sobre el sistema nervioso y por el Sr. *Fernet* en su tesis para admisión, sobre los temblores.

———————

TABLE DES MATIÈRES

ÍNDICE

Imprimerie A. DERENNE, Mayenne. — Paris, boulevard Saint-Michel, 52.

———

Imprimerie A. DURENNE, Mayenne. — Paris, boulevard Saint-Michel, 52.

Imprenta A. DERENNE. Mayenne. – Paris, boulevard Saint-Michel, 52.

FINIS